Sommer & Klotz

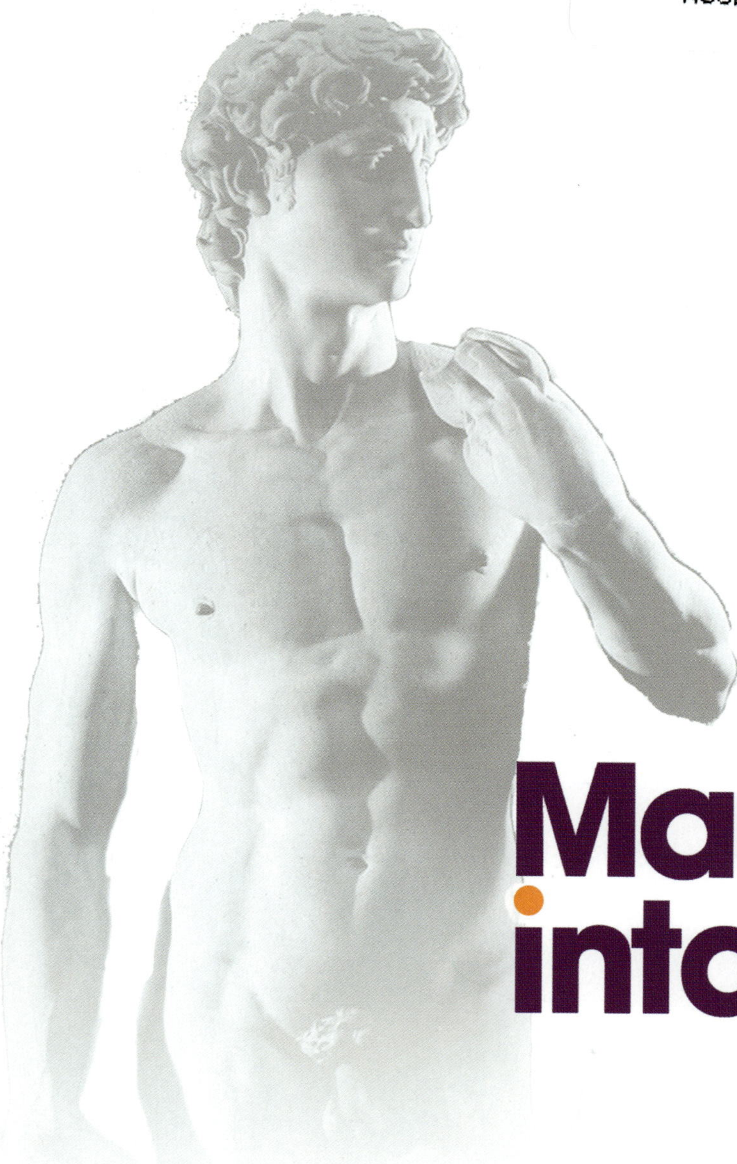

Mann, intakt.

CUVILLIER VERLAG
INTERNATIONALER
WISSENSCHAFTLICHER FACHVERLAG

Impressum

Bibliographische Information Der Deutschen Bibliothek
Die Deutsche Bibliothek verzeichnet diese Publikation in der Deutschen Nationalbibliografie; detaillierte bibliographische Daten sind im Internet über http://dnb.ddb.de abrufbar.
1. Aufl. - Göttingen : Cuvillier, 2003
ISBN 3-89873-673-3

Umschlagsgestaltung und Layout:
A. Skott

Druck und Bindung:
Meinders & Elstermann, Belm

Lektorat:
Sabine Nocht
Prof. Dr. Gerhard Neisel

Umwelthinweis:
Dieses Buch wurde auf chlorfrei gebleichtem Papier gedruckt.

Fotos:
Mauritius: S.3, S.10, S.17, S.23, S.27, S.29, S.30, S.36, S.44, S.49, S.52, S.53, S.54, S.55, S.58, S.60, S.61, S.62, S.64, S.68, S.69, S.70, S.73, S.74 .
flashlight: S.4, S.16 .

Wichtiger Hinweis:
Die Inhalte, medizinischen und wissenschaftlichen Darstellungen und Methoden, sowie Anregungen im vorliegenden Buch stellen die Meinung sowie Erfahrung der Verfasser dar. Die Autoren haben diese nach bestem Wissen erstellt und mit größtmöglicher Sorgfalt überprüft. Dennoch ersetzen sie nicht kompetenten und fachkundigen medizinischen Rat. Die Verantwortung für die eigene Gesundheit soll und muss in den Händen des Lesers bleiben.
Eine Gewährleistung oder Garantie seitens der Autoren und des Verlages ist folglich ausgeschlossen.
Für eventuelle Nachteile oder Schäden, die gegebenenfalls aus den in diesem Buch aufgezeigten praktischen Hinweisen resultieren, kann folglich keine Haftung übernommen werden.

Nonnenstieg 8
37075 Göttingen
E-Mail: info@cuvillier.de
www.cuvillier.de
www.cuvillier.at
www.cuvillier.ch
www.cuvillier.nl

1. Auflage 2003
ISBN 3-89873-673-3

Inhaltsverzeichnis

1. Der Mann: Das schwächere Geschlecht 1

2. Männliche Sexualität: Ein Lebenselixier 4
2.1 Was Man(n) über seinen Penis wissen sollte 4
2.2 Erektion: Wie funktioniert das? 4
2.3 Test: Wie steht es um Ihre sexuelle Gesundheit? 5
2.4 Epidemiologie und Ursachen der Erektionsstörungen 7
2.4.1 Organische Ursachen 8
2.4.2 Psychogene Ursachen 11
2.4.3 Alter als Störungsursache 12
2.5 Therapiemöglichkeiten bei Erektionsschwäche 13
2.6 Prävention der Impotenz

3. Hormone: „Jungbrunnen" und Katalysatoren 18
3.1 Androgene: Hormone der Stärke 19
3.2 Test: Haben Sie einen Hormonmangel? 24
3.3 Weitere Hormone 26

4. Die Prostata: Der wunde Punkt des Mannes 28
4.1 Gutartige Prostatavergrößerung 28
4.2 Prostatakrebs 31
4.3 Test: Der Prostata-Check 34

5. Herz-Kreislaufsystem: Das Herz - ein Hochleistungsmotor 36
5.1 Tipps für ein gesundes Herz 38
5.2 Test: Herzinfarkt-Check 39

6. Stoffwechsel: Der Haushalt muss stimmen 40
6.1 Zuckerkrankheit: Diabetes mellitus 40
6.2 Schilddrüse: Über- und Unterfunktion 41
6.3 Osteoporose: Auch ein Männerproblem 42
6.4 Gesunder Schlaf: Damit Männer nicht müde werden 44

7. Hoden, Darm und Co.: Worauf Männer sonst noch achten müssen 45

7.1 Hodenkrebs 45
7.2 Vorhautverengung: Phimose 47
7.3 Darmkrebs muss nicht sein! 48
7.4 Leistenbrüche: Schwachstelle beim Mann 48
7.5 Zigaretten und Männer: Wer raucht, stirbt früher! 49

8. Bewegung ist Leben 50
8.1 Fitness: Was ist das? 52
8.2 Test: Wie fit sind Sie wirklich? 53
8.3 Ausdauer: Ein Allheilmittel 56
8.4 Kraft bis ins hohe Alter 58
8.5 Beweglichkeit: „Schön gelenkig bleiben!" 60
8.6 Koordination: Der Schlüssel zum Erfolg 61
8.7 Schnelligkeit: Gift für den Mann ab 35! 61
8.8 Training für den ganzen Körper 62

9. Wellness und Geist: Fit im Körper und Kopf 64
9.1 Was ist Wellness? 68
9.2 Entspannung: Der Weg zum Glück 69
9.3 Gehirnjogging: So bleiben Sie geistig fit 70

10. Ernährung: Man(n) ist, was man isst 70
10.1 Grundlagen der richtigen Ernährung 72
10.2 Kalorien und Altern: Weniger ist mehr 72
10.3 Mediterrane Ernährung ist das Ziel 73

11. Glossar 75

12. Wichtige Adressen 77

13. Buchtipps und Literaturverzeichnis 79

14. Die Autoren 80

1. Der Mann: Das schwächere Geschlecht

Warum ein Männergesundheitsbuch? – Weil Männer das „schwächere Geschlecht“ sind! Für diese Behauptung gibt es eine Reihe von Beweisen. Statistiken zeigen, dass die Lebenserwartung von Männern deutlich kürzer ist als die von Frauen. Der Unterschied hat trotz der medizinischen Erfolge der letzten Jahrzehnte eher zugenommen. Einer Lebenserwartung von 73,5 Jahren bei Männern steht in Deutschland eine um rund 7 Jahre höhere Lebenserwartung bei Frauen gegenüber. Bei fast allen Erkrankungen sind Männer deutlich benachteiligt.

Zunehmend aber beginnen auch Männer die Zeichen der Zeit zu erkennen. Sie kommen in die Praxis des (Männer-)Arztes, um mit dessen Beratung und u. U. auch Behandlung ihren Elan und ihre Vitalität in den „goldenen“ Lebensabschnitt hinüberzuretten. Dass dies möglich ist, haben viele Untersuchungen und Studien gezeigt. Es kommt nur darauf an, dass man(n) sein Schicksal selbst in die Hand nimmt. Dieses Buch will Ihnen dazu Anstöße vermitteln und Ihr Begleiter sein. Das Älterwerden vollzieht sich ohne eigenes Dazutun und vor allem schneller, als man(n) es sich vorstellt. Zwar ist der Wunsch nach Unsterblichkeit so alt wie die Menschheit und heute, zu Beginn des 21. Jahrhunderts, werden die Menschen im Durchschnitt bereits fast doppelt so alt wie noch vor hundert Jahren. Dennoch: „Das Ende des Lebens ist ein Ereignis, das durch definierte Gene gesteuert und deshalb auch ohne Krankheit erreicht wird“. Das „Altern“ an sich ist keine Krankheit, auch kein schicksalhaft unbeeinflussbarer gesetzmäßiger Abbau. Es kann durch planvolles körperliches wie geistiges Training gebremst und mit hoher Lebensqualität ausgestattet werden. Daher ist ein Umdenken erforderlich. Es liegt hauptsächlich an einem selbst, wie man(n) altert. „Gesund alt werden!“ ist das Leitmotiv einer selbstverantwortlichen, zukunftsorientierten Lebensgestaltung.

Lebenserwartung	Männer	Frauen	Differenz
Deutschland	73,5 Jahre	79,9 Jahre	6,4 Jahre
USA	72,8 Jahre	78,9 Jahre	6,1 Jahre
Japan	76,5 Jahre	83,0 Jahre	6,5 Jahre
Italien	73,6 Jahre	80,3 Jahre	6,7 Jahre

Was hat „Altern" mit „Männergesundheit" zu tun? Die forschende Fachwelt ist sich seit langem darüber einig, dass Männlichkeit eine riskante Lebensform darstellt. Hier die Fakten:

Gesundheit spielt für viele „harte Kerle" eine untergeordnete Rolle. Häufig missachten Männer körperliche Warnsignale, und sie sind nur selten bzw. kaum in der Lage zu entspannen. Körperpflege, psychische Hygiene und medizinische Vorsorge gelten bei Männern vielfach als unmännlich. Allein schon der Gang zum Arzt wird als Eingeständnis männlicher Schwäche gewertet, frei nach dem Grundsatz: „Ein richtiger Mann braucht keine Hilfe."

Das Bewusstsein für richtige Ernährung und gesundes Verhalten ist nur schwach ausgeprägt – schließlich gelten Stärke und Unverletzlichkeit als Attribute von Männlichkeit. Ein Mann sieht seinen Körper als Mittel zum Zweck und ist bereit, höhere Risiken in Kauf zu nehmen, um seiner Rolle im Beruf und Privatleben gerecht zu werden. Ernste Erkrankungen werden dabei erst spät, nicht selten zu spät, erkannt. 12 von 100 Männern sterben am Herzinfarkt. Männer haben mit deutlich höherem Prozentsatz Übergewicht als Frauen, aber sie reden nicht darüber. Fast dreimal so viele Frauen im Vergleich zu Männern nutzen die jährlichen kostenlosen Vorsorgeuntersuchungen.

Der Krebs der Prostata tritt immer häufiger auf. Männer neigen zu selbstzerstörerischem Verhalten und flüchten nicht selten in Alkohol und Drogen.

Aber die Rolle des Mannes in der Gesellschaft wandelt sich:

- Die durchschnittliche Lebenserwartung der Männer ist ca. 7 Jahre kürzer als die der Frauen.
- In Kliniken für chronisch Kranke ist die Anzahl der Männer doppelt so hoch wie die der Frauen.
- Zwei Drittel der Notfallpatienten sind Männer.
- Männer gehen zu 25 Prozent weniger zum Arzt, wenn sie aber ins Krankenhaus kommen, liegen sie dort um durchschnittlich 15 Prozent länger.
- Drei Viertel aller Freitode betreffen Männer.
- Drei Viertel aller Mordopfer sind Männer.
- Zwei Drittel aller Wiederholer in Schulen sind Jungen.
- Das Zahlenverhältnis von Männern und Frauen in Gefängnissen ist 25 : 1.

„Wann ist ein Mann ein Mann? Außen hart und innen ganz weich“,
singt Herbert Grönemeyer.
Traditionell männliche Werte, Symbole und Rollen wie Stärke, Geld und Macht erfahren Veränderungen ihres Stellenwertes.
Gesundheit, Körperpflege, Mode und Lifestyle sind Begriffe, die inzwischen auch für Männer wichtiger werden. Ebenso verändert sich der gesellschaftliche und individuelle Umgang mit Sexualität. Die ernsthafte Beschäftigung mit der männlichen Sexualität abseits aller Machoparolen ist allerdings immer noch ein Tabuthema. Sexualität gehört für beide Geschlechter zum Leben.
Sie ist in jedem Alter wichtig und zentral mit Lebensqualität verknüpft. Männer sind in diesem Zusammenhang oft sprachlos, wenn es um ihre Probleme und Nöte geht.
Herausragendes Beispiel stellen Erektionsstörungen dar, die mit dem Alter zunehmen und häufig Begleitsymptome von Diabetes und Herz-Kreislauferkrankungen sind.
Erektionsstörungen nagen am männlichen Selbstwertgefühl, oft führen sie zu depressiven Symptomen und beeinträchtigen zudem neben dem Mann immer auch seine Partnerin.

Unbestreitbar erscheint daher die Notwendigkeit, Männer aus ihrer speziellen Sprachlosigkeit herauszuführen, ihnen Möglichkeiten aufzuzeigen, wie sie ihr Verhältnis zu ihrem Körper und ihren Umgang damit neu gestalten können, um lange aktiv und fit zu bleiben.

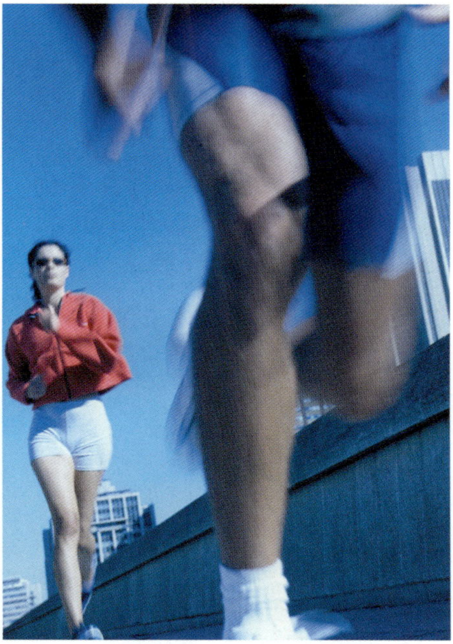

Gesundheit gehört nicht zu den Selbstverständlichkeiten unseres Lebens.
Man muss etwas tun, um gesund zu bleiben - und man(n) kann sehr viel tun.

2. Männliche Sexualität: Ein Lebenselixier

2.1 Was Man(n) über seinen Penis wissen sollte

Kaum ein anderes Körperteil ist so mit Mythen beladen wie der Penis des Mannes. Als symbolischer Sitz männlichen Selbstbewusstseins, der Potenz und Manneskraft steht der Penis oft im Mittelpunkt männlicher Identität. Im Gegensatz zu manchen Säugetieren besitzt der Mann keinen Penisknochen als Versteifungshilfe, der das Einführen des Gliedes in die Vagina erleichtern würde. Stattdessen reguliert ein ausgeklügeltes hydraulisches Pumpen- und Ventilsystem den Erektionszustand des Penis.

Das männliche Geschlechtsorgan - ein komplexes System

Der Penis des Mannes bildet gemeinsam mit Hoden, Nebenhoden, Samenblasen, Samenleiter und der Vorsteherdrüse (Prostata) das männliche Geschlechtsorgan (Abb. 1). Das Glied, der Penis, besteht aus drei Schwellkörpern, die an der Oberseite des Penis paarig, an der Unterseite hingegen einzeln ausgebildet sind. Der untere Schwellkörper bildet die Umhüllung der Harnröhre. Er weitet sich an der Penisspitze aus, um den Peniskopf, die Eichel, zu bilden. Diese wiederum ist (beim unbeschnittenen Mann) von der Vorhaut umhüllt. In der Eichel verlaufen eine große Zahl sensibler Nervenfasern, die für die sexuelle Erregung des Mannes wichtig sind. An der Spitze der Eichel liegt die Harnröhrenmündung, durch die der Urin abfließt und die Samenflüssigkeit ausgestoßen wird. Während der Ejakulation (Samenerguss) ist jedoch die Blase verschlossen, so dass nicht gleichzeitig Urin abgehen kann. Bei den Schwellkörpern handelt es sich um schwammartiges Gewebe mit zahlreichen Blutgefäßen, die im Erregungszustand stärker mit Blut gefüllt werden. Der Abfluss wird dann gedrosselt: Das Glied wird steif und richtet sich auf.

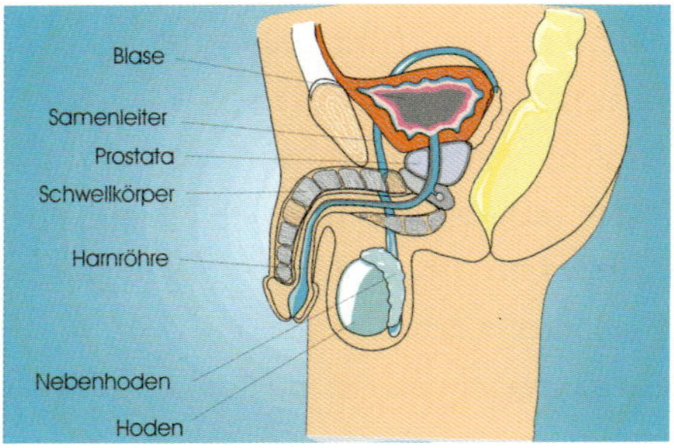

Abb. 1

2.2 Erektion: Wie funktioniert das?

Die Erektion (Gliedversteifung) ist von einer Vielzahl sowohl äußerer als auch innerer Faktoren abhängig.

Sie wird oft durch erotische Reize ausgelöst, zum Beispiel optische oder taktile (d.h. durch Informationen, die durch Berührung der Genitale oder der so genannten erogenen Zonen übermittelt werden). Reizsignale werden über Nervenbahnen in den Penis gesendet, wo sie als Botenstoff Stickstoffmonoxid (NO) freisetzen. Gliedversteifungen kommen häufig aber auch ohne erotische Reize zustande. Der gesunde Mann hat während des Schlafens in ein- bis eineinhalbstündlichen Abständen Erektionen. Beim Aufstehen bemerken die meisten Männer die so genannte „Morgenerektion“ oder „Wasserlatte“. Für die Gesamtheit des normalen Erektionsablaufs sind sowohl nervliche, hormonelle, arterielle (Blutzufluss) und venöse (Blutabfluss) Faktoren sowie der Aufbau des Penis (Bindegewebe und Muskulatur), zum Teil aber auch geistige (psychische) Faktoren alle zusammen verantwortlich.

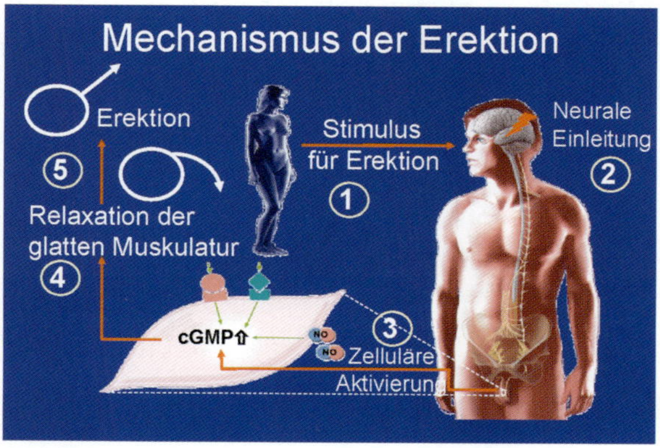

(Abb. 2)

Der normale Erektionsablauf kann als eine Reizbeantwortung in Form

- eines erhöhten Blutzuflusses mit
- gleichzeitiger Drosselung des Blutabflusses betrachtet werden, die auf der Grundlage verschiedenster Reize einschließlich seelischer Faktoren entsteht. Für das Zustandekommen einer normalen Erektion müssen verschiedene Komponenten wie ein Uhrwerk ineinander greifen.

Dieser sehr komplizierte Wirkmechanismus ist in der Abbildung sehr vereinfacht dargestellt (Abb. 2).

2.3 Test: Wie steht es um Ihre sexuelle Gesundheit?

Was versteht man unter erektiler Dysfunktion?

Medizinisch bedeutet eine erektile Dysfunktion die bestehende oder wiederholt auftretende Unfähigkeit, eine für einen befriedigenden Geschlechtsverkehr ausreichende Erektion zu erreichen und/oder aufrechtzuerhalten. Als Faustregel kann man sagen: Falls in den letzten 6 Monaten über 30-50 % der Versuche, einen Geschlechtsverkehr zu vollziehen, frustrierend verlaufen sind, sollte man einen Arzt (Urologen) aufsuchen.

Den folgenden Test hat das ISG, das Informationszentrum für Sexualität und Gesundheit, erstellt.

1. Wenn ich Geschlechtsverkehr mit meiner Partnerin hatte, habe ich dies oft als nicht befriedigend erlebt.

☐ **Ja, trifft zu** ☐ **Nein, trifft nicht zu**

2. Ich bin mir häufig unsicher, ob ich eine Erektion bekommen oder aufrechterhalten kann.

☐ **Ja, trifft zu** ☐ **Nein, trifft nicht zu**

3. Ich habe in letzter Zeit weniger Geschlechtsverkehr mit meiner Partnerin gehabt, weil ich befürchtete, ich könnte keine Erektion erreichen oder aufrechterhalten.

☐ **Ja, trifft zu** ☐ **Nein, trifft nicht zu**

4. Mir fällt es beim Geschlechtsverkehr oft schwer, eine ausreichend harte Erektion zu erreichen, um in meine Partnerin einzudringen.

☐ **Ja, trifft zu** ☐ **Nein, trifft nicht zu**

5. Wenn ich beim Geschlechtsverkehr in meine Partnerin eindringe, fällt es mir oft schwer, die Erektion aufrechtzuerhalten.

☐ **Ja, trifft zu** ☐ **Nein, trifft nicht zu**

Auswertung: Insgesamt habe ich ___ Fragen mit „Ja" beantwortet.

Wenn Sie mehr als drei Fragen mit „Ja" beantwortet haben, bestehen bei Ihnen Anzeichen für eine Erektionsstörung (erektile Dysfunktion). Sollte gelegentlich einmal keine ausreichende Erektion erreicht werden, ist das eigentlich ganz normal und kein Grund zur Beunruhigung. Die Sexualität des Menschen erfordert eben ein kompliziertes Zusammenspiel verschiedener biologischer, psychischer und sozialer Faktoren und Umwelteinflüsse, wodurch auch eine gewisse Störanfälligkeit einzubeziehen ist.

2.4 Epidemiologie und Ursachen der Erektionsstörungen

Wenn Männer dauerhaft unter unzureichenden Erektionen litten, wenn „es“ nicht klappte, war lange Zeit Schweigen angesagt - sogar in der Wissenschaft. Für mehr als fünf Jahrzehnte stellte der Kinsey-Report aus dem Jahr 1948 die einzige brauchbare Studie zum Sexualverhalten und zur Sexualstörung dar. Die derzeit aussagekräftigste Studie

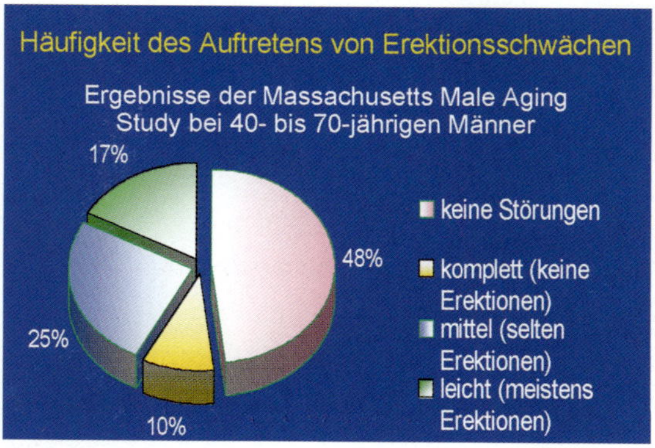

(Abb. 3)

zu Erektionsstörungen basiert auf der Kölner Umfrage bei 10.000 Männern. Sie wies nach, dass jeder fünfte Mann zwischen 30 und 80 Jahren an schwerwiegenden Erektionsstörungen leidet.

Es wurde festgestellt, dass fast jeder zweite Mann ab dem 40. Lebensjahr über geringfügige bis hin zu gravierenden Erektionsproblemen klagt (Abb. 3). Mittlerweile übertrifft die Erektionsstörung zahlenmäßig die anderen typischen Zivilisationserkrankungen wie Bluthochdruck (Hypertonie), Koronare Herzkrankheit, Zuckerkrankheit (Diabetes), Hyperlipidämie oder Arteriosklerose bei weitem.

Allerdings sind die Zeiten vorbei, in denen der Mann sich resigniert seinem Schicksal ergab. „Sex im Alter“ spielt heute eine weit größere Rolle als noch vor einigen Jahrzehnten. Für eine sexuell wesentlich aufgeklärtere, freizügigere Nachkriegsgeneration wird eine intakte Sexualität immer wichtiger. Die Kölner Studie zeigte u.a. auch, dass für 98 % aller 50- bis 60-jährigen Männer Sexualität sehr wichtig ist oder zumindest die „Würze des Lebens“ bedeutet. Bei den 70- bis 80-Jährigen sind noch 70 % dieser Meinung, so dass Sexualität an sich, oder besser: dass erlebte Sexualität als ein essentieller Faktor der Lebensqualität anzusehen ist.

Die Sexualität wird als Quelle von Lebensfreude betrachtet.

Noch bis vor etwa 15 Jahren war man der Ansicht, dass Erektionsstörungen zum großen Teil psychologische Ursachen hätten. Wir wissen heute, dass bei ca. 70 % aller Fälle von Erektionsstörungen eine organische (körperliche) Beeinträchtigung vorliegt, zumeist Störungen der Blutversorgung im Penis (Arteriosklerose) oder an den Nervenbahnen (Diabetes).

2.4.1 Organische Ursachen

Symptome der organisch bedingten Erektionsstörung

Organische, also körperlich bedingte Ursachen einer Erektionsstörung sind oft die Folge von akuten oder chronischen Gesundheitsschäden, denen hormonelle, neurologische oder die Gefäße betreffende Ursachen zugrunde liegen. Eine organisch bedingte Erektionsstörung lässt sich dann vermuten, wenn es zu einem allmählich fortschreitenden Verlust der vollständigen Erektionsfähigkeit und Steifheit des Penis kommt, wobei sich die Symptomatik sowohl auf den normalen Geschlechtsverkehr als auch auf Masturbation oder nächtliche bzw. morgendliche Spontanerektionen erstreckt.

Von den körperlich bedingten Erektionsstörungen sind gut 50 % auf Erkrankungen der Blutgefäße zurückzuführen (Abb. 4).

Die Hauptursache für Erektionsprobleme sind dabei in den meisten Fällen systemische Krankheiten wie:

Gefäßerkrankungen

Gefäßerkrankungen, die die Durchblutung im Penis beeinträchtigen, sind:

Herz-Kreislauferkrankungen, koronare Herzkrankheit (KHK), Arterienverkalkungen (Arteriosklerose), Bluthochdruck (Hypertonie) und beispielsweise hoher Cholesterinspiegel.

Die Erektionsstörung kann sogar als Frühsymptom einer generalisierten Arterienverkalkung angesehen wer-

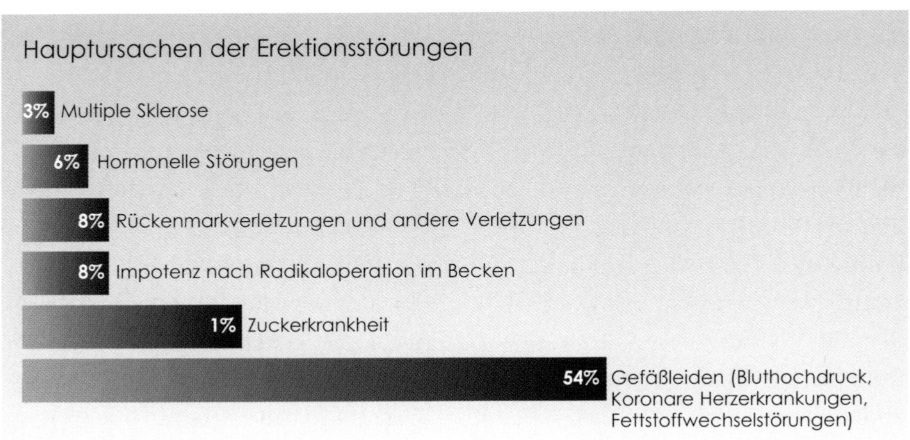

(Abb. 4)

den. Während der sexuellen Erregung ist die funktionelle Durchblutungssteigerung aufgrund der Gefäßwandveränderungen nicht ausreichend. Die erektile Dysfunktion gilt aufgrund dieser engen Verbindung zur generalisierten Arteriosklerose als anerkannter Vorbote (Prodomon) einer koronaren Herzkrankheit (KHK). Im Allgemeinen treten die Symptome der verminderten Erektionsfähigkeit ein bis fünf Jahre vor den durchblutungsbedingten Herzbeschwerden auf. D.h., jeder Patient mit Erektionsschwächen sollte zur Darstellung der Durchblutungsverhältnisse vom Urologen am Penis duplexsonographisch untersucht werden nach dem Motto: *Der Penis – die Antenne des Herzens*. Bei schwerer peniler Durchblutungsstörung sollten diese Männer unbedingt einer kardiologischen Diagnostik zugeführt werden. Studien zeigten bei ca. 40 % der Männer mit behandelter Herz-Kreislauferkrankung einen kompletten Erektionsverlust. Dabei war die Wahrscheinlichkeit einer erektilen Dysfunktion bei Rauchern deutlich erhöht: Bei behandelten herzkranken Nichtrauchern fand sich ein kompletter Erektionsverlust in 21 % der Fälle gegenüber 56 % bei Rauchern.

Jeder zweite Patient mit einem nachgewiesenen Bluthochdruck hat Erektionsstörungen (viele Männer kennen aber ihren Blutdruck überhaupt nicht). Betroffen sind insgesamt 80 % aller Herz-Kreislauf-Patienten.

Zuckerkrankheit

Die Zuckerkrankheit (Diabetes) kann sowohl die für das Zustandekommen einer Erektion essentielle Nerven schädigen als auch die Durchblutung beeinträchtigen und gehört zu den häufigsten Ursachen der erektilen Dysfunktion. Beispielsweise kommt es bei mehr als 50 % der Männer mit Altersdiabetes innerhalb von zehn Jahren nach Stellen dieser Diagnose zu Erektionsstörungen. Andererseits kann die erektile Dysfunktion das erste Symptom eines Diabetes sein und sogar ein Vorbote für die Entwicklung von Diabetes noch bevor erkennbare Veränderungen der Zucker-(Glukose-) toleranz vorliegen.

Nervenerkrankungen

Schädigungen von Nerven und Gehirn durch Krankheiten, Verletzungen oder Operationen, welche das Gehirn und /oder die Verbindung zwischen zentralem Nervensystem (Rückenmark-Nerven) und Penis unterbrechen, können die Übertragung der Nervenimpulse in den Penis stören. Entsprechende Schädigungen treten auf z.B. bei Multipler Sklerose, Rückenmarksverletzungen, Missbildungen im Rückenmarksbereich, Tumoren, Bandscheibenvorfällen, Nervenerkrankungen (z. B. bei Zucker- oder Alkoholkrankheit), Schlaganfällen, Parkinson- oder Alzheimererkrankungen, Gehirnverletzungen und anderen neurologischen Erkrankungen.

Hormonstörungen

Manche Hormonstörungen, Nierenversagen und Dialysebehandlungen senken den Spiegel des männlichen Geschlechtshormons (Testosteron) auf einen zu geringen Wert. Für den männlichen Sexualtrieb sind besonders die in den männlichen Keimdrüsen gebildeten Hormone von Bedeutung. Testosteron ist mit Abstand das wichtigste Sexualhormon des Mannes. Es ist nicht nur für die Ausbildung der sekundären männlichen Geschlechtsmerkmale verantwortlich, sondern hat unter seinen zahlreichen weiteren Aufgaben auch wesentlichen Anteil am Entstehen sexueller Lust. Unlust am Sex ist übrigens auch bei einer Schilddrüsenunterfunktion fast unausweichlich. Sowohl Schilddrüsenüber- als auch -unterfunktionen können eine Erektionsschwäche bedingen.

Operationen

Operationen an der Vorsteherdrüse (Prostata), am Darm oder an der Harnblase sowie andere Eingriffe im Beckenbereich können Nerven und Blutgefäße beschädigen.

Drogenkonsum

Rauchen, Alkohol- und Drogenkonsum können die Durchblutung, die Nervenfunktionen und andere für den Erektionsvorgang wichtige Körperfunktionen – u.U. erheblich – beeinträchtigen.

Medikamente als Erektionskiller

Auch die Einnahme von Medikamenten löst nicht selten Erektions-

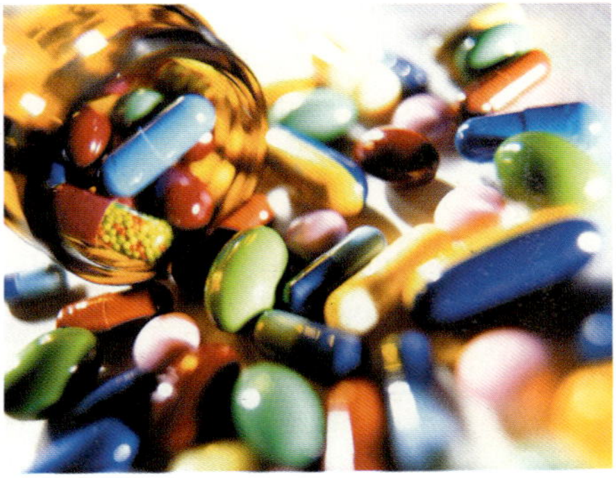

probleme aus. Bei über 200 Arzneien wird diese Nebenwirkung vermutet. Manchmal kann die Erektionsstörung durch das Absetzen solcher Medikamente beziehungsweise durch die Einnahme alternativer Arzneien völlig geheilt werden. Setzen Sie sich jedoch bei einem geplanten Medikamentenwechsel zuvor unbedingt mit Ihrem Arzt in Verbindung und besprechen Sie Vor- und Nachteile! Im Zweifel ist eine Erektionsstörung nachrangig, wenn durch Medikamente schlimmeren Erkrankungen vorgebeugt werden kann.

Kritische Medikamente sind:

- Manche Beta-Blocker
- Entwässerungsmittel (Diuretika)
- Tranquillizer (Beruhigungsmittel), Antidepressiva, Anxiolytika (Psychopharmaka)
- Antiandrogene (beispielsweise zur Therapie des Prostatakarzinoms)
- Aufputschmittel, Drogen
- Medikamente zur Behandlung von Krebs (Zytostatika)

Naturgemäß werden organisch bedingte Erektionsstörungen im Laufe der Zeit durch nachfolgende psychologische oder partnerschaftliche Probleme kompliziert.

Erektionsstörungen können zu Versagensängsten führen, die Stress auslösen, und dies wiederum wirkt sich negativ auf die erektile Funktion aus. Letztendlich können psychische Faktoren so weit in den Vordergrund treten, dass sie primär für die Erektionsstörung verantwortlich werden.

2.4.2 Psychogene Ursachen

Neben den organischen Beschwerden können psychische Probleme wie Depressionen oder Stress, insbesondere übertriebene Erwartungshaltungen und Leistungsdenken, sowie vor allem Angst zu versagen als Liebeshemmer auftreten.

Beinahe 90 Prozent der Männer mit schweren Depressionen haben auch Erektionsprobleme. Umgekehrt haben Männer mit Erektionsproblemen auch ein ca. 3fach erhöhtes Risiko, dadurch verursachte depressive Symptome zu erleiden. Im Krankheitsverlauf ergeben sich zumeist dann Hinweise auf eine psychisch bedingte Erektionsstörung, wenn diese a[illegible] und unvermittelt auftritt bzw. wenn sie sich auf ein bestimmtes Erlebnis bzw. Ereignis zurückführen lässt. In der Regel bleibt in diesen Fällen die Fähigkeit erhalten, nach Masturbation bzw. spontan in der Nacht oder beim Aufwachen eine Erektion zu erlangen.

Seelische Faktoren, die zu einer Erektionsstörung führen können

- Depressionen
- Religiöse Hemmung
- Sexuelle Phobien und Abweichungen
- Versagensängste
- Partnerkonflikte
- Sexuelle Hemmung
- Von denen des Partners abweichende sexuelle Vorlieben
- Erlittener sexueller Missbrauch in der Kindheit

2.4.3 Alter als Störungsursache

Männer um das 20. Lebensjahr befinden sich auf dem Höhepunkt ihrer sexuellen Leistungskraft.
Erreichen Männer das vierte Lebensjahrzehnt, bemerken sie, dass ihre Erektionskraft zunehmend schwächer wird.
Die Potenz lässt nach und es bedarf oft einer längeren und stärkeren Stimulation, bis eine volle Erektion erreicht wird. Der Penis wird allmählich nicht mehr ganz so steif, der Samenerguss ist weniger häufig wiederholbar. Mit fortschreitendem Alter entwickelt sich ein zunehmender Elastizitätsverlust des penilen Bindegewebes, der auf veränderte Stoffwechselvorgänge zurückgeführt wird.
Jeder dritte Mann zwischen 40 und 50 leidet an zumindest leichten bis mäßigen Potenzstörungen.
Rund fünf Prozent sind vollständig impotent. Zwischen dem 50. und 60. Lebensjahr hat sich die Zahl der schweren Fälle von erektilen Dysfunktionen schon mehr als verdoppelt. 12% bekommen gar keine Erektion mehr.

Von den 60- bis 70-jährigen Männern leiden drei von fünf an leichten bis mittelschweren Erektionsstörungen, 15 Prozent haben ihre Erektionsfähigkeit komplett eingebüßt.
Bereits ab 70 bleibt die Erektion dem Großteil der Männer versagt. Drei von vier Männern leiden dann an einem völligen Erektionsverlust.

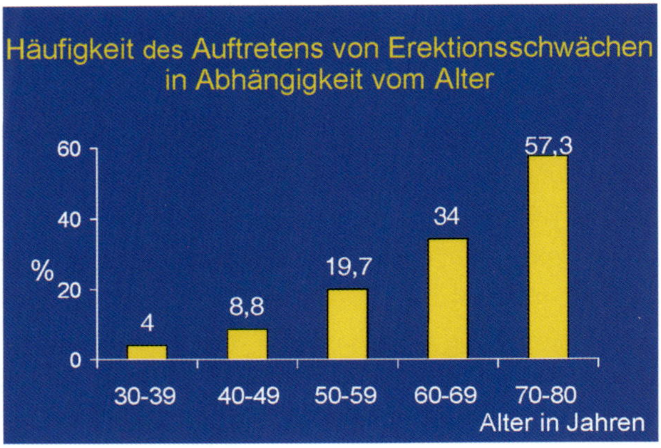

(Abb. 5)

Die altersbedingte Zunahme von Erektionsstörungen bedeutet de facto, dass mindestens zwei Drittel aller Männer im Laufe ihres Lebens mit Erektionsstörungen konfrontiert werden (Abb. 5). Andererseits muss das Alter nicht grundsätzlich bzw. immer mit Potenzproblemen verbunden sein:
Denn schließlich erfreut sich noch jeder vierte Mann über 80 an einer unbeeinträchtigten Erektionsfähigkeit.

2.5 Therapiemöglichkeiten bei Erektionsschwäche

In den letzten Jahren wurden zahlreiche Behandlungsmöglichkeiten entwickelt, die den meisten Patienten helfen, ihr Sexualleben zu verbessern. Die von einer Erektionsschwäche betroffenen Männer sind heutzutage wesentlich schneller bereit, dieses Thema anzusprechen und sich von ihrem behandelnden Arzt über entsprechende Lösungsmöglichkeiten informieren zu lassen.

Zur Behandlung von Erektionsschwächen stehen mehrere Möglichkeiten zur Verfügung:

Tabletten

Die pharmazeutische Industrie bietet eine Vielzahl verschiedener Tabletten an. Wir wollen hier insbesondere zwei Substanzgruppen herausstellen, deren Wirksamkeit in unzähligen Studien nachgewiesen wurde:

PDE-5-Inhibitoren

Die PDE-5-Inhibitoren sind die „Könige“ unter den Behandlungsmöglichkeiten der Erektionsstörung. Die bekannteste Substanz dieser Gruppe ist Sildenafil. Mit seiner Markteinführung 1999 in Deutschland revolutionierte dieses Medikament nicht nur die zu diesem Zeitpunkt bestehenden Therapieoptionen bei Erektionsstörungen, sondern auch die Diskussion in der Öffentlichkeit über Sexualität.

Es gibt inzwischen zwei weitere PDE-5-Inhibitoren – Tadalafil und Vardenafil –, die sich in verschiedenen Eigenschaften z. B. Wirkdauer, Selektivität und pharmakologischer Wirkstärke sowie in der Verträglichkeit unterscheiden.

Mit den wünschenswerten neuen Medikamenten kann der Arzt individuell das richtige Medikament für den Patienten auswählen.

Vorab sollte ein von den Medien immer wieder hervorgerufenes Missverständnis geklärt werden: PDE-5-Inhibitoren sind keine Aphrodisiaka, die das Sexualzentrum des Gehirns stimulieren.

Vielmehr wirkt der in der Tablette enthaltene Wirkstoff in erster Linie als durchblutungsfördernde Substanz. Das heißt, durch PDE-5-Inhibitoren werden keine sexuellen Phantasien oder die Libido des Mannes stimuliert.

PDE-5-Inhibitoren helfen lediglich bei der Umsetzung des Wunsches nach sexueller Vereinigung. Nur wenn ein sexueller Impuls (Reiz) vorhanden ist, unterstützt die Tablette den gesamten weiteren biochemischen Ablauf der Erektion.

Der versteifenden Wirkung von PDE-5-Inhibitoren auf den Penis muss immer die Freisetzung eines kleinen

Moleküls vorausgehen – dem Stickstoffmonoxid – das nur nach sexueller Stimulation in nennenswertem Ausmaß in den Schwellkörper des Penis produziert wird. Für interessierten Leser hier noch eine etwas detailliertere Darstellung des Wirk-

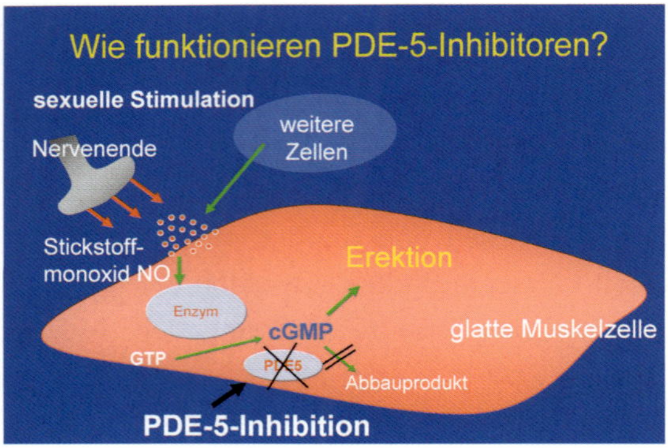

(Abb. 6)

mechanismus der PDE-5-Inhibitoren: Der Wirkstoff der Tablette greift in diesen durch Stickstoffmonoxid-Freisetzung eingeleiteten Mechanismus ein und blockiert die Wirkung eines „Erektionsverhinderers".

Die PDE-5-Inhibitoren hemmen das Enzym Phosphodiesterase Typ 5 (PDE 5). PDE 5 ist der Gegenspieler zur erektionsfördernden Substanz cGMP (Cyclo-Guanosinmonophosphat), das über Calcium-Ausstrom aus den Zellen die feinen Muskelfaserzellen in den Schwellkörpern „entspannt" (erweitert), so dass das Blut vermehrt zufließt. Dadurch, dass die PDE-5-Inhibitoren diese PDE 5-Wirkung hemmen, kann das erektionsfördernde cGMP länger wirken, d.h., der Penis richtet sich auf und bleibt länger erigiert (Abb. 6). Entscheidend ist, dass diese Wirkung der PDE-5-Inhibitoren gezielt, nur nach vorausgegangener sexueller Stimulation und gut steuerbar erfolgt.

Apomorphin

Apomorphin ist ein Medikament, das direkt im Gehirn in die Signalübertragung eingreift und von dort Impulse für die Erektion aussendet.

Es entfaltet seine Wirkung nur unter der Voraussetzung, dass der Mann sexuell erregt wird. Das Einnehmen einer Tablette (unter die Zunge legen) alleine bewirkt also keine Erektionen. Als häufigste Nebenwirkung kann Übelkeit auftreten, was insofern nicht erstaunlich ist, als Apomorphin in der medizinischen Therapie – mit höherer Dosierung – auch eingesetzt wird, um Erbrechen auszulösen.

Nach der Markteinführung von Apomorphin stellte sich heraus, dass seine Wirksamkeit bei organischen Ursachen von Erektionsstörungen unter der von PDE-5-Inhibitoren liegt.

Der Einsatz dieses Wirkstoffes erfolgt dementsprechend heute überwiegend bei psychischen Ursachen.

Gesprächs- / Psychotherapie

Bei psychogen bedingten Erektionsproblemen können Erfolge u.U. auch über eine psychologische Beratung erzielt werden. Andererseits kommen auch bei dieser Form der Erektionsstörung wiederum PDE-5-Inhibitoren erfolgreich zum Einsatz. Bei psychogener Impotenz kann manchmal schon ein einziges erfolgreiches Erlebnis genügen, um die Potenz zurückzugewinnen.

Intrakavernöse Injektionstherapie

Sie ist auch als „Spritze in den Penis" bekannt. Kurz vor dem Sex injiziert der Mann sich (oder die Partnerin ihm) ein Medikament (es gibt verschiedene) in den Penisschwellkörper. Nach etwa 10-25 Minuten wird der Penis steif und Geschlechtsverkehr möglich.

Intraurethrale Medikamente

Bei der intraurethralen Therapie wird eine Art längliche Tablette (Pellet) mit einem Applikator in die Harnröhre eingeführt. Spricht der Mann auf das Medikament an, kommt es nach etwa 15 Minuten zur Erektion.

Vakuumpumpen

Vakuumerektionshilfen sorgen mit Hilfe eines Glas- oder Plastikzylinders, in den der Penis eingeführt wird, durch Absaugen der Luft für ein Vakuum. Der Unterdruck führt zu einem verstärkten Blutzufluss in die Schwellkörper und damit zu einer Erektion. Ist der Penis ausreichend erigiert, wird zuerst an der Peniswurzel ein Torniquet (z.B. ein Gummiring) übergestreift, der einen Blutabfluss verhindert, und dann der Zylinder entfernt. Nach dem Geschlechtsverkehr wird der Gummiring wieder abgenommen und der Penis erschlafft.

Testosteron

Fehlt es an der „Lust" (Libido), so ist die Ursache in der Regel ein Nachlassen der Testosteron-Produktion – dem allerdings abgeholfen werden kann. In diesem Zusammenhang sollte die interessante Tatsache nicht unerwähnt bleiben, dass älter werdende Männer, die mehr als einmal pro Woche Geschlechtsverkehr haben, in der Regel höhere Testosteronspiegel aufweisen als Männern mit geringerer sexueller Aktivität.

Testosteron ist nicht nur wegen seiner die Libido steigernden Wirkung bedeutsam. Es kann auch bei Erektionsstörungen eingesetzt werden, jedoch nur unter der Voraussetzung, dass ein verminderter Testosteron-Blutspiegel vorliegt (dies trifft bei etwa jedem zehnten bis zwanzigsten Mann mit Erektionsstörungen zu).

Penisprothese

Mit Penisprothesen sind Implantate gemeint, die operativ in den Penis eingesetzt werden und eine künstliche Versteifung des Gliedes ermöglichen. Solche Implantate kommen für die kleine Minderheit von Männern mit Erektionsstörungen in Betracht, bei denen alle anderen Therapieoptionen nicht zum Erfolg geführt haben. Sie zeigen kaum einen Verschleiß und sind auch nach Jahrzehnten noch funktionstüchtig und sehr effektiv. Bei hydraulischen Implantaten wird mit einer Pumpe, die in den Hodensack eingesetzt ist, Flüssigkeit in einen künstlichen Schwellkörper gepumpt, bis der Penis steif ist. Auf diese Weise lässt sich ein natürlicher Erektionsverlauf nachahmen.

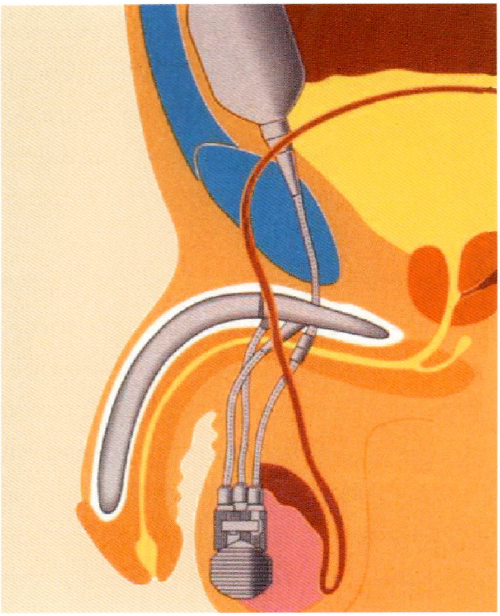

Für alle oben aufgeführten Behandlungsmethoden gibt es keine Altersgrenze. Wenn jemand mit neunzig Jahren noch Lust auf sexuelle Aktivitäten verspürt, sollte er sich nicht scheuen, die vorhandenen Möglichkeiten zu nutzen. Wir alle wissen doch – Liebe hält jung. Entscheidend ist jedoch immer die Beratung mit einem Arzt, um gemeinsam eine angemessene Lösung zu finden.

2.6 Prävention der Impotenz

Zu den Hauptursachen der Erektionserschwernis beim alternden Mann zählen die Abnahme der Elastizität des Penisgewebes, die Abnahme glatter Muskulatur in den Penisgeweben und somit die Reduktion der maximalen Durchblutung während der sexuellen Erregung. All diese Faktoren sind positiv beeinflussbar, beispielsweise durch körperliches Training und durch regelmäßigen Geschlechtsverkehr.

Körperliches Training

Ein entscheidender Faktor für das Entstehen von Erektionsstörungen ist eine längerfristige Verminderung der Sauerstoffversorgung des Penis. Hierdurch kommt es zu Umbauprozessen im Penisgewebe, durch die die Ausdehnungsfähigkeit der Schwellkörper während der sexuellen Erregung abnimmt, was langfristig zu einem Unvermögen führt, Erektionen zu erhalten. Da während der Zeit, in der der Mann keinerlei sexuelle Erregung erfährt, die Sauerstoffversorgung des Penis stark eingeschränkt ist, hat die Natur einen Mechanismus erfunden, durch den die Potenz des Mannes gesichert wird. Während des Schlafes hat jeder Mann

drei bis vier erektile Episoden und somit für täglich etwa 1,5 bis 3 Stunden eine gute Sauerstoffversorgung des Penis. Diese Zeitspanne reicht aus, um das Gewebe des Penis "fit" zu halten. Bei gesunden Männern bestehen diese nächtlichen Erektionsphasen lebenslänglich, nehmen allerdings an Häufigkeit und Dauer mit fortschreitendem Alter ab. Durch geeignete, speziell angepasste Trainingsprogramme (z.B. ein spezielles Intervalltraining auf dem Liegefahrrad), die zu einer verbesserten Sauerstoffversorgung des Penis führen, ist eine Prävention von Erektionsstörungen prinzipiell möglich.
(Als Beispiel kann ein Trainingsprogramm dieser Art kostenlos unter www.maennergesundheit.info heruntergeladen werden.)
Wenn bei sexueller Stimulation das Blut in die Schwellkörper geflossen ist, muss zusätzlich eine Drosselung des Blutabflusses aus dem Penis erreicht werden, um einen sexuellen Akt vollziehen zu können. Hierzu benötigt man eine intakte Beckenbodenmuskulatur, insbesondere die sogenannte "Potenzmuskulatur".
Auch für dieses spezielle Training wird unter www.maennergesundheit.info ein Beispiel eines entsprechenden Programms kostenlos bereitgestellt.
Das Training zur Verbesserung der Durchblutung, zur Erhöhung der Sauerstoffversorgung des Penis und zur Stärkung der speziellen Beckenboden-Potenz-Muskulatur heißt VigorRobic®. Es konnte nachgewiesen werden, dass durch gezieltes VigorRobic®-Training, mittels ausgewählter Übungen und individuell gestalteter Trainingsprogramme, Erektionsstörungen mit außerordentlichem Erfolg vorgebeugt werden kann - nach der Devise:
"20 Jahre lang 40 Jahre alt sein!".

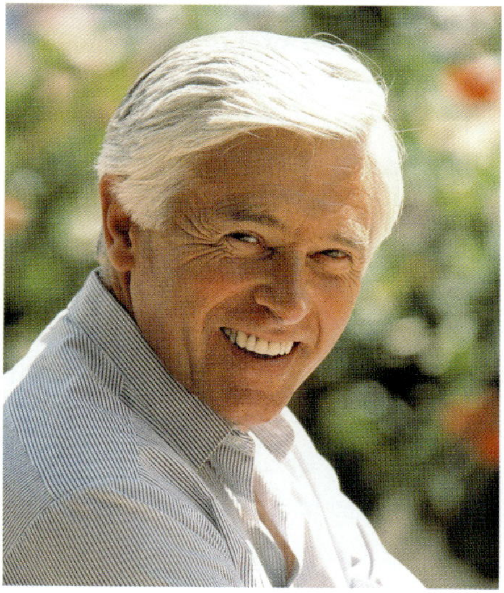

Grundsätzlich kann man sagen, dass ein gesunder Lebensstil (gute, ausgewogene Ernährung, ausreichender Schlaf, Verzicht auf Genussgifte wie beispielsweise Nikotin) Erektionsstörungen vorbeugt. Im Hinblick auf sexuelle Aktivität empfiehlt sich der Hinweis: „Use it, or loose it“. Er gilt aber auch darüber hinaus. Denn gute Sexualität kann nicht nur für den Erhalt der Erektionsfähigkeit, sondern auch für die Gesundheit allgemein sehr viel bewirken.

Alterungsprozesse werden auf diese Weise verlangsamt und manchmal sogar gestoppt.

Ein erfülltes Sexualleben, so haben viele Studien gezeigt, erhält den Menschen gesünder, vitaler – und eben auch jünger.

3. Hormone: „Jungbrunnen“ und Katalysatoren

Lange Zeit haben Wissenschaftler und Mediziner angenommen, dass der Hormonspiegel beim Menschen nur deshalb abnimmt, weil er altert. Aber die Umkehrung trifft ebenso zu: Wir Menschen altern, weil unser Hormonspiegel abnimmt, weil die Drüsen immer weniger Hormone produzieren.
Obwohl wir von der Existenz und der Bedeutung der Hormone seit langem wissen, wurde ihre besondere Bedeutung für den Mann erst in den letzten Jahren richtig erkannt.
Während bei Frauen die Auswirkungen eines sich im Laufe des Lebens ändernden Hormonprofils zur Entwicklung spezifischer Therapien für hormonbedingte Erkrankungen geführt haben, beginnt man erst seit Beginn des 21. Jahrhunderts sich auch um die hormonelle Situation des Mannes verstärkt zu kümmern.

Was sind Hormone und wie wirken sie?

Das Wort „Hormon“ hat seine Wurzeln im griechischen „hormau“, was so viel bedeutet wie „ich aktiviere mich“. Das Hormonsystem stellt gemeinsam mit dem Nerven- und dem Immunsystem einen wichtigen Kontrollmechanismus dar, über den sämtliche Körperfunktionen und auch so wichtige Vorgänge wie Wachstum, Entwicklung, Altern oder Reproduktion reguliert werden.

Wie Geschlechtshormone den Mann „auf Trab“ bringen

Hormone sind im Körper für die Kommunikation zuständig. Sie sind die Boten, über die die einzelnen Körperorgane und –zellen Nachrichten und Befehle untereinander austauschen.
Der Hypothalamus (Zwischenhirn), eine mitten im Gehirn befindliche und nur kirschkerngroße Drüse, spielt dabei die wichtigste Rolle. Er ist das Steuerungszentrum u.a. der Geschlechtshormone und besitzt den Überblick über viele Körperfunktionen.

3.1 Androgene: Hormone der Stärke

Im Alter zwischen 40 und 50 Jahren stellt sich der weibliche Hormonhaushalt grundlegend um. Wenn die Tätigkeit der Eierstöcke erlischt, endet für Frauen die fruchtbare Zeit; sichtbares Zeichen ist die Menopause. Die östrogenbedingten Veränderungen führen bei Frauen zu zu einer Vielzahl von Beschwerden, die seit Jahrzehnten durch Hormonersatztherapien behandelt werden. Eine abrupte, der Menopause der Frau vergleichbare, altersbedingte Änderung der Produktion von Sexualhormonen gibt es beim Mann nicht. Seine Sexualhormone (Testosteron) nehmen mit dem Alter kontinuierlich ab (Abb. 7).

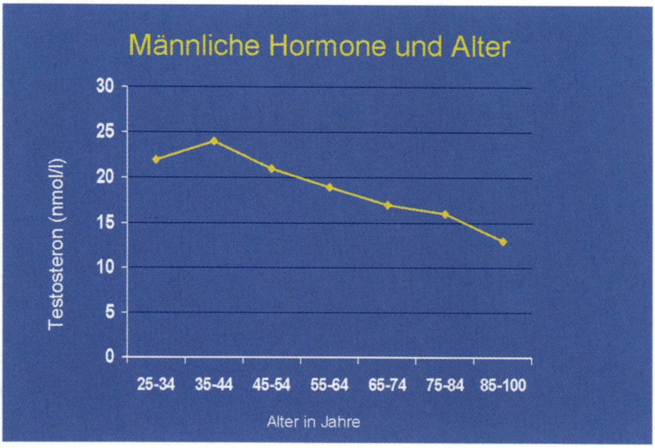

(Abb. 7)

Die Bezeichnung Andropause für die männliche Form dieser Veränderung leitet sich von den griechischen Wörtern „andro“ (Mann) und „pausis“ (Ende) ab und stellt eine Analogie zum Begriff Menopause bei der Frau dar. Allerdings bedeutet dies beim Mann nicht das vollständige Erliegen der Hormonproduktion zu einem bestimmten definierten Zeitpunkt, sondern einen schleichenden individuell unterschiedlichen Prozess der allmählichen Abnahme der Hormonproduktion. Demzufolge ist der Begriff Andropause ungeeignet, um die hormonellen Veränderungen beim Mann zu beschreiben. Dies hat dafür gesorgt, dass eine Vielzahl von Synonymen entwickelt wurde, wie z. B. Aging Male Syndrom, PADAM (partielles Androgendefizit des alternden Mannes), late-onset Hypogonadismus, Klimakterium des Mannes, Testosteron-Mangel-Syndrom oder altersbedingter Testosteronmangel. Androgene sind die in den Keimzellen bzw. in der Nebenniere gebildeten Sexualhormone des Mannes. Sie lassen sich den Östrogenen bei der Frau gegenüberstellen. Das wirksamste Androgen ist das Testosteron, das hauptsächlich in den männlichen Keimdrüsen, den

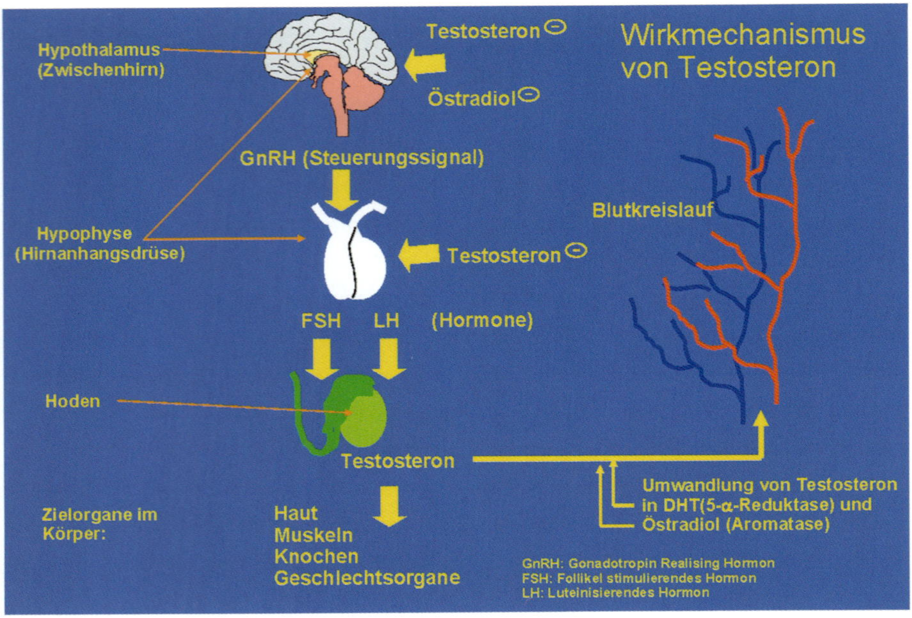

(Abb. 8)

Hoden, gebildet wird. Die kontinuierliche Abnahme von Testosteron in Verbindung mit dem Alterungsprozess des Mannes steht heutzutage außer Zweifel. Unabhängig davon reagieren die Testosteronproduzenten sehr empfindlich und rasch auf äußere Reize oder Stimmungen: Unter Stress, bei Nikotinmissbrauch und anderen Belastungen oder Befindlichkeitsstörungen schütten sie weniger Testosteron aus (Abb. 8). Etwa ab dem 40. Lebensjahr nimmt das im Blut zirkulierende, freie Testosteron jährlich um 1,2 % ab. Bei hoher interindividueller Streuung bedingt die durchschnittliche Verminderung des Blutspiegels von Testosteron, dass ab dem 50. Lebensjahr bei etwa 20 % bis 30 % der Männer ein Androgenmangel auftritt. Die ersten Anzeichen eines Androgenmangels können bereits um das 40. Lebensjahr auftreten, obwohl die typischen Symptome bei der Mehrzahl der Fälle erst nach dem 50. Lebensjahr beschrieben werden. Im Alter ändert sich neben der Hormonkonzentration auch die Tagesrhythmik der Hormonsekretion. Die morgendliche Ausschüttung von Testosteron, die bei jungen Männern zu dieser Tageszeit etwa 20 Prozent beträgt, ist nicht mehr so deutlich. Mit erniedrigten Testosteronspiegeln werden zahlreiche Symptome und nachteilige Veränderungen in Verbindung gebracht: Herabgesetzte Muskelkraft und verringerte Knochendichte, erhöhte Neigung zu

Fettleibigkeit sowie Verminderung von Libido und sexueller Aktivität, außerdem Verstimmung, Leistungsabfall, Antriebsminderung, Wohlbefindlichkeitsstörungen, Hitzewallungen (Schweißausbrüche) und nachlassende Schlafqualität. Das Auftreten eines oder mehrerer der genannten Symptome in Verbindung mit erniedrigten Testosteronwerten im Blut muss nicht mehr als Selbstverständlichkeit hingenommen werden, vielmehr gibt es inzwischen wirksame und akzeptable Therapieoptionen.

Testosteronersatztherapie

Man kann davon ausgehen, dass sich Männer während eines Drittels ihrer Lebenszeit in einem partiellen Androgendefizit befinden. Seit der Einführung der Testosteronersatztherapie beim Mann ist es heute möglich, fehlendes Testosteron zu ersetzen und zu niedrige Testosteronspiegel wieder zu normalisieren. Bevor man jedoch eine Hormonersatztherapie beginnt, ist eine umfassende ärztliche Untersuchung notwendig. Die Therapie ist nämlich nur dann sinnvoll, wenn erniedrigte Testosteronspiegel vorliegen und andere Ursachen für diesen Mangel sowie mögliche Gegenanzeigen (z. B. Prostatakarzinom) ausgeschlossen werden können.

Für die Testosteronersatztherapie stehen heute verschiedene Möglichkeiten zur Verfügung.

Testosteron und andere Hormone können durch Injektionen, Kapseln, Depots, Cremes und Gels verabreicht werden.

Kapseln

Sie müssen, um einen gleichmäßigen Testosteronspiegel zu erreichen und zu erhalten, je nach Schwere der Symptome zwei- bis dreimal täglich eingenommen werden. Allerdings wird Testosteron, wenn es über den Magen-Darm-Trakt aufgenommen wird, sehr schnell in der Leber abgebaut, so dass die Wirksamkeit als fraglich eingestuft werden muss.

Injektionen

Ein Nachteil dieser Form der Hormonsubstitution liegt darin, dass nach einer Injektion die Testosteronwerte sehr hoch ansteigen und danach bis zur Verabreichung der nächsten Injektion – nach 2-3 Wochen – wieder abfallen.

Dieses hormonelle Wechselbad führt zu unerwünschten Wirkungsschwankungen und entspricht nicht dem natürlichen physiologischen Tagesrhythmus. Angemerkt sei, dass mit den neu entwickelten Injektionen von Testosteron-Undecanoat die Testosteron-Konzentration im Blut für bis zu zwölf Wochen im normalen Bereich gehalten werden kann.

Depots

Hierbei handelt es sich meistens um Testosteron in kristalliner Form. Die Kristalle werden unter die Haut implantiert. Auf diese Weise können gleich bleibende Testosteronspiegel über einen Zeitraum von rund sechs Monaten erzielt werden. Danach muss das Implantat gewechselt werden. Aber auch bei dieser Therapie wird die Tagesrhythmik aufgehoben. Implantate sind in Deutschland nicht auf dem Markt. Bei Bedarf können sie aus England bezogen werden.

Pflaster

Erhältlich sind Pflaster, die direkt auf die Haut des Rückens, der Oberarme, der Oberschenkel oder des Bauches aufgeklebt werden. (Das Skrotalpflaster ist mittlerweile wegen zu hoher Nebenwirkungen vom Markt genommen worden.)
Sie garantieren eine gleichmäßige Freisetzung des Hormons, wobei 60 % der Dosis in den ersten 12 Stunden und 40 % in den zweiten 12 Stunden abgegeben werden. Die gravierendsten Nebenwirkungen sind Hautirritationen.

Gel

Die zuletzt entwickelte Methode ist die Verabreichung von Testosteron in Form eines Gels. Das Gel wird einmal täglich im Bereich der Schultern, Oberarme oder auch am Bauch aufgetragen. Es trocknet innerhalb weniger Minuten, gleichzeitig absorbiert die Haut das Testosteron. Dabei funktioniert die Haut gleichsam wie ein Reservoir für die Hormone, die erst im Laufe der Zeit nach und nach in den Blutstrom gelangen. Damit werden gleichmäßige Wirkspiegel im Normbereich erreicht. Bei morgendlicher Anwendung wird die natürliche Tagesrhythmik nachempfunden. Bemerkenswert ist, dass das Gel im Vergleich zum Pflaster wesentlich weniger Hautreizungen hervorruft.

Was Sie sich von einer ärztlich indizierten Testosterontherapie erhoffen dürfen

- im Hinblick auf...

Sexualfunktion

Während man früher annahm, dass Testosteron seine steigernde Wirkung auf die Sexualfunktionen hauptsächlich durch eine Erhöhung der Libido ausübe, konnten in Studien Hinweise dafür gewonnen werden, dass es auch direkte Effekte im Penisgewebe entfaltet.
Verändertes Muskel-Fett-Verhältnis: Androgene führen zu einer Veränderung der Körperkomposition, indem sie Fett abbauen und die Muskelkraft stärken, und das sogar ohne körperliche Aktivitäten.

Osteoporose

(Knochenschwund): Die Knochenmasse nimmt mit höherem Alter kontinuierlich ab. Testosterongaben führen bei Männern mit niedrigen Testosteronwerten zur Zunahme der Knochendichte.

Kognitive Funktionen

Sexualhormonen werden Einflüsse auf kognitive Fähigkeiten zugeschrieben. Es gibt Hinweise, wonach im Alter die Sensitivität des Gehirns im Zusammenhang mit hormonellen Veränderungen zunimmt. Testosteron scheint die geistigen Leistungen positiv zu beeinflussen.

Stimmung

Es konnte nachgewiesen werden, dass eine Therapie mit Testosteron sowohl zu einer Zunahme „positiver Stimmungen" (Dynamik, Geselligkeit, Lebenselan, Wohlbefinden) als auch zu einer Abnahme „negativer Stimmungen" (Müdigkeit, Wut, Reizbarkeit, Traurigkeit, Nervosität) führt.

Sauerstoffversorgung

Testosteron regt die Bildung roter Blutkörperchen im Knochenmark an. Da die roten Blutkörperchen für den Sauerstofftransport im Körper zuständig sind, erhöht sich die Sauerstoffkapazität.

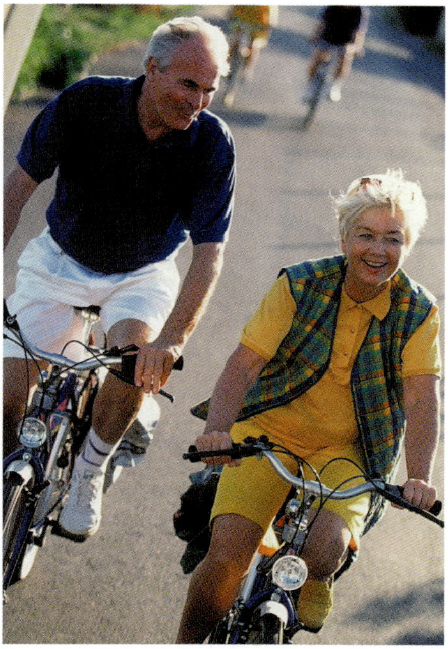

Dies wiederum bedeutet eine bessere Versorgung mit Sauerstoff – also weniger Müdigkeit und eine erhöhte Leistungsfähigkeit

Kardiovaskuläre Einflüsse

In verschiedenen Studien konnte beobachtet werden, dass Männer mit „Herzbeschwerden" im Mittel niedrigere Testosteronspiegel im Vergleich zu gleichaltrigen Gesunden aufweisen. Androgene beeinflussen beim Mann auf sehr komplexe Weise auch den Fettstoffwechsel, was wiederum einen schützenden Einfluss auf das Herz zu haben scheint. Hier sind in nächster Zeit neue wissenschaftliche Daten zu erwarten.

Substitution mit Testosteron: Risiko beim Prostatakarzinom!

Bei Männern mit (eventuell noch unentdecktem) Prostatakrebs kann Testosteron das Krebswachstum beschleunigen. Der so genannte PSA-Wert (**P**rostata **S**pezifisches **A**ntigen) im Blut zeigt dabei krankhafte Veränderungen der Prostata an. Unter Testosteron-Substitutionstherapie vergrößert sich das Prostata-Volumen und die PSA-Werte steigen an. Unabhängig von einem Anstieg beider Werte vergrößert sich die Prostata bei Männern mit Unterfunktion der Keimdrüsen nicht über das normale Altersmaß hinaus, ebenso bleiben die PSA-Werte im altersspezifischen Normbereich. Dennoch müssen PSA- und transrektale Ultraschallkontrollen sowie die digitorektale Untersuchung von Prostatagröße, -oberfläche und –konsistenz Bestandteile der Routinekontrollen unter Testosteron-Therapie sein!

Sonstige Nebenwirkungen der Testosteronersatztherapie

Vor einer medikamentösen Testosteronersatztherapie ist unbedingt die Erstellung eines Hormonstatus durch einen Facharzt notwendig. Ein unsachgemäßes Behandeln kann unangenehme bis lebensgefährliche Nebenwirkungen haben. Fruchtbarkeit und Spermienqualität werden durch hohe Hormongaben beim Testosterondoping beeinträchtigt, bei bereits bestehenden Prostatakarzinomen wird deren Wachstum beschleunigt. Außerdem stellt der Körper bei erhöhten Testosterongaben die eigene Testosteronproduktion ein. Kontraindikationen für eine Testosterontherapie bestehen für jede Altersgruppe bei Vorliegen einer der seltenen männlichen Formen des Brustkrebs und bei manifestem Prostatakarzinom. Auch ein bekanntes Schlafapnoe-Syndrom und ebenso eine vorbestehende Polyglobulie (= zu dickes Blut bzw. zu viele rote Blutkörperchen) stellen eine Kontraindikation dar. Besteht eine gutartige Prostatavergrößerung (BPH) mit Beschwerden, so ist zumindest Vorsicht geboten und der klinische Verlauf sorgfältig zu beobachten.

3.2 Test: Haben Sie einen Hormonmangel?

Welche der unten genannten Beschwerden haben Sie zur Zeit?

Kreuzen Sie bitte für jede Beschwerde an, wie stark Sie davon betroffen sind. Wenn eine Beschwerde bei Ihnen nicht vorliegt, kreuzen Sie bitte „keine“ an.

Beschwerden	keine 1	leichte 2	mittlere 3	starke 4	sehr starke 5	= Punkte
1. **Verschlechterung des allgemeinen Wohlbefindens** (Gesundheitszustand, subjektives Gesundheitsempfinden)	●	●	●	●	●	●
2. **Gelenk- und Muskelbeschwerden** (Kreuz-, Gelenk-, Gliederschmerzen, Rückenschmerzen)	●	●	●	●	●	●
3. **Starkes Schwitzen** (unerwartete/plötzliche Schweißausbrüche, Hitzewallungen unabhängig von Belastung)	●	●	●	●	●	●
4. **Schlafstörungen** (Einschlafstörungen, Durchschlafstörungen, zu frühes und müdes Aufwachen, schlechter Schlaf, Schlaflosigkeit)	●	●	●	●	●	●
5. **Erhöhtes Schlafbedürfnis, häufig müde**	●	●	●	●	●	●
6. **Reizbarkeit** (Aggressivität, durch Kleinigkeiten schnell aufgebracht, missgestimmt)	●	●	●	●	●	●
7. **Nervosität** (innere Anspannung, innere Unruhe, nicht stillsitzen können)	●	●	●	●	●	●
8. **Ängstlichkeit** (Panik)	●	●	●	●	●	●
9. **Körperliche Erschöpfung/Nachlassen der Tatkraft** (allgemeine Leistungsminderung, Abnahme der Aktivität, fehlende Lust zu Unternehmungen, Gefühl weniger zu schaffen, zu erreichen; sich antreiben müssen, etwas zu unternehmen)	●	●	●	●	●	●
10. **Abnahme der Muskelkraft** (Schwächegefühl)	●	●	●	●	●	●
11. **Depressive Verstimmung** (Mutlosigkeit, Traurigkeit, Weinerlichkeit, Antriebslosigkeit, Stimmungsschwankungen, Gefühl der Sinnlosigkeit)	●	●	●	●	●	●
12. **Gefühl, den Höhepunkt des Lebens überschritten zu haben**	●	●	●	●	●	●
13. **Gefühl der Entmutigung, Gefühl, einen Totpunkt erreicht zu haben**	●	●	●	●	●	●
14. **Verminderter Bartwuchs**	●	●	●	●	●	●
15. **Nachlassen der Potenz**	●	●	●	●	●	●
16. **Abnahme der Anzahl morgendlicher Erektionen**	●	●	●	●	●	●
17. **Abnahme der Libido** (weniger Spaß am Sex, kaum Lust auf Sexualverkehr)	●	●	●	●	●	●
				Gesamtpunktzahl:		

Auswertung nach Heinemann:

Gesamtpunktzahl	17 - 26	27 - 36	37 - 49	50
Stärke der Beschwerden	keine	wenig	mittlere	schwer

3.3 Weitere Hormone

Altern ist ein unausweichlicher Prozess, dem jeder Mensch vom Augenblick seiner Geburt an bis zum Tod unterworfen ist. Das ungeheuer komplexe und fein abgestimmte Kommunikationssystem der Hormone und Regulationsmechanismen führt, wenn es aus dem Gleichgewicht gerät, wahrscheinlich dazu, dass unser Organismus zu altern beginnt.

Aber auch genetische Faktoren sowie Umweltbedingungen und individueller Lebensstil einschließlich Ernährung spielen eine entscheidende Rolle im Alterungsprozess.

Umwelt, Genetik und Hormone sind in ständiger Wechselwirkung. Aus diesem Grund gibt es keine wirklichen Widersprüche zwischen physischer und psychischer Alterung.

Neben der altersabhängigen Abnahme der Sexualhormone konnte auch eine deutliche Aktivitätsminderung anderer Hormonsysteme wie z. B. bestimmter Nebennierenrindenhormone (Dehydroepiandrosteron = DHEA) oder Wachstumshormone nachgewiesen werden.

DHEA

Etwa ab dem 35.-50. Lebensjahr zeigt DHEA eine rasche Konzentrationsabnahme. Dem kommt besondere Bedeutung zu, weil DHEA als „Powerhormon" des Mannes gilt und zudem auch den Alterungsprozess verlangsamen soll. Darüber hinaus hat DHEA eine Reihe positiver Effekte für den Körper:

Es stärkt das Immunsystem, wirkt stresshemmend (da es die Ausschüttung des Stresshormons Cortisol verhindert), verleiht Männern mehr Energie und verbessert das geistige Durchhaltevermögen (Abb. 9).

Insgesamt wird die Gehirnleistung günstig beeinflusst, sowohl die Merk- als auch die Konzentrationsfähigkeit gesteigert und das Wohlbefinden verbessert. Die wissenschaftliche Datenlage für all diese Effekte kann jedoch keineswegs als gesichert gelten.

Eine Therapieempfehlung gibt es nicht. DHEA wird fast ausschließlich in der Nebennierenrinde gebildet. Wegen seiner Rolle als

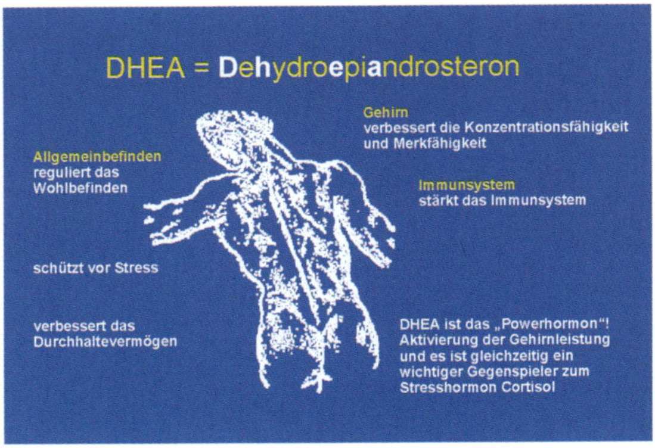

(Abb. 9)

„Vorläufer" für Androgene (Androstendion, Androstendiol, Testosteron, Dihydrotestosteron) und Östrogene (Östron, 17ß-Östradiol) wird DHEA auch als „Mother-Steroid" bezeichnet.

Wachstumshormon

Das Wachstumshormon HGH (Human Growth Hormone) wird im Gehirn gebildet und direkt in das Blut entsendet. Auf diesem Weg gelangt es an seine Zielzellen im ganzen Körper und erfüllt dort eine Vielzahl von Funktionen, die im Zusammenhang mit der Regulierung von Wachstums- und Aufbauprozessen stehen. Da sich die Produktion mit zunehmendem Alter vermindert, lassen sich viele Effekte des Älterwerdens zumindest teilweise auf einen Wachstumshormonmangel zurückführen.

Ausdrücklich muss betont werden, dass eine „falsche" Substitution zu einem erhöhten Krebsrisiko (= bösartiges Wachstum) und Herz-Kreislauferkrankungen führen kann. Die richtige Menge für eine Behandlung mit Wachstumshormonen zu finden, ist deshalb schwierig, weil die Grenzwerte von Mensch zu Mensch schwanken können. Es gibt noch keine Daten darüber, ob und wann eine Ersatztherapie mit Wachstumshormonen sinnvoll ist.

Östrogene

Je mehr Fettgewebe ein Mann hat, desto mehr Östrogen produziert er. Je dicker ein Mann ist, desto größer daher auch die Gefahr, dass seine Körperformen verweiblichen.

Der älter werdende Mann produziert verhältnismäßig zu viele Östrogene. Dementsprechend kann sich eine typisch feminine Fettgewebsverteilung um die Hüften und am Gesäß entwickeln und es kommt zur Gynäkomastie, der Ausbildung einer weiblichen Brustform. Allerdings sind auch beim Mann Östrogene für den Knochenstoffwechsel und wahrscheinlich auch für bestimmte Gehirnfunktionen wichtig.

Es kommt auf das richtige Gleichgewicht zwischen Testosteron und Östrogen im Organismus des Mannes an.

Eine Behandlung von Männern mit Östrogenen ist nicht sinnvoll, da

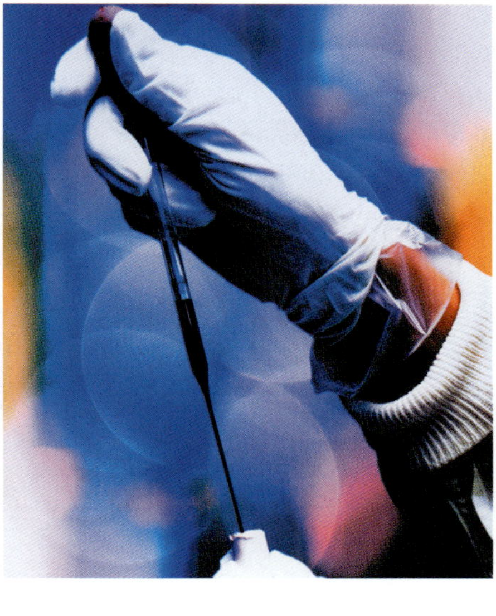

Männer ihre Östrogene aus Testosteron selbst bilden.

Melatonin

Melatonin regelt die biologische Uhr, den so genannten zirkadianen (24-Stunden) Rhythmus des Menschen. Bei ungestörtem Schlaf-Wach-Rhythmus schüttet die Zirbeldrüse (Epiphyse) hauptsächlich nachts Melatonin aus, die höchsten Konzentrationen meist nach Mitternacht.
Hier liegen die Spitzenwerte bei Dreijährigen über 300 pg/ml, beim jungen Erwachsenen um 80 pg/ml, bei alten Menschen jedoch deutlich unter 30 pg/ml. Das in der Epiphyse produzierte Mikrohormon schützt Zellen und Organe davor, ständig auf Hochtouren zu laufen und ermöglicht Regenerationsvorgänge.
Damit ausreichend Melatonin im Körper vorhanden ist, sollte man vor allem auf übermäßigen Alkoholgenuss und Nikotin verzichten.
Es gibt noch keine Daten, ob und wann eine Ersatztherapie mit Melatonin sinnvoll ist.

4. Die Prostata: Der wunde Punkt des Mannes

Die gutartige Vergrößerung der Prostata (benigne Prostatahyperplasie, BPH) ist ein Krankheitsbild, das über 50 % der Männer über 60 Jahre betrifft. Die normale Prostata (Vorsteherdrüse), ein kastaniengroßes Organ, das den Hauptteil der Samenflüssigkeit produziert, befindet sich am Blasenausgang zwischen Enddarm und Blase. Da die männliche Harnröhre von der Prostata umschlossen wird, stellt eine Vergrößerung der Prostata bei Männern die häufigste Ursache für Probleme beim Wasserlassen dar. Die gutartige Vergrößerung der Prostata ist streng von der bösartigen Abart, dem Prostatakrebs, zu unterscheiden.

4.1 Gutartige Prostatavergrößerung (BPH)

Die Ursachen für die Entstehung einer gutartigen Prostatavergrößerung sind im Detail noch unklar. Es wird unter anderem ein gestörtes hormonelles Zusammenspiel von männlichen und weiblichen Hormonen angenommen, zumal die Vergrößerung der Prostata in eine Lebensperiode absinkender Testosteron-Plasmaspiegel fällt. Es kommt vor allem zu einem Anwachsen der so genannten "Innendrüse", wodurch die eigentliche Prostatadrüse nach außen verdrängt wird. Während eine normale Prostata die Größe einer Kastanie hat und ca. 20 Gramm wiegt, kann sie bei der gutartigen Prostatavergrößerung die Größe

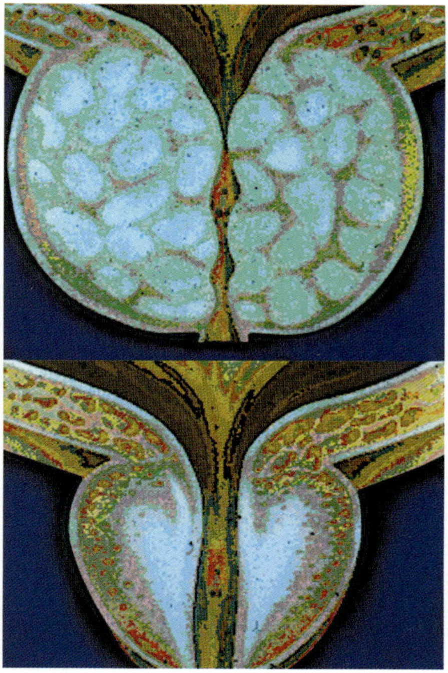

einer Apfelsine mit einem Gewicht von über 120 Gramm erreichen.

Untersuchungen

Die Diagnose der Erkrankung ergibt sich durch die typischen Beschwerden mit langsam zunehmenden Problemen beim Wasserlassen und durch die ärztliche Untersuchung. Ein Abtasten der Prostata mit dem Finger über den Enddarm durch einen Urologen ist unabdingbar, da auf diese Weise die Größe des Organs bestimmt und vor allem ein Prostatakrebs ausgeschlossen werden kann. Eine wichtige und ebenfalls völlig harmlose Untersuchung ist auch die Messung des Harnstrahls und die Dauer des Wasserlassens (Uroflowmetrie).

Normalerweise ist der männliche Harnstrahl bogenförmig und ca. bleistiftdick. In 20-30 Sekunden sollte die Blase entleert sein. Wesentlich ist die Bestimmung des Restharns (Urin, der nach dem Wasserlassen in der Blase verbleibt). Der Restharn wird sonographisch gemessen und beträgt normalerweise nicht mehr als 20 ml. Weitere in Betracht kommende Untersuchungen, die ein Urologe durchführt, sind die sonographische Bestimmung der Prostatagröße, die radiologische Untersuchung des Kontrastmittelabflusses über die Nieren und Harnleiter (Urogramm) und die radiologische Darstellung der Harnröhre (Urethrozystogramm). Eine Blutabnahme informiert über die Funktion der Nieren und gibt Aufschluss über spezielle Prostatawerte (PSA).

Behandlung

Im Frühstadium sind durch pflanzliche Medikamente (z.B. Kürbiskernextrakte, Brennnesselextrakte) und Änderung der Lebensweise (z.B. Meiden von Kälte, Alkohol sowie Gewichtsabnahme) gute Erfolge zu erzielen. Es kommt zwar nicht zu einer wesentlichen Verkleinerung der Prostata, jedoch vermindern sich

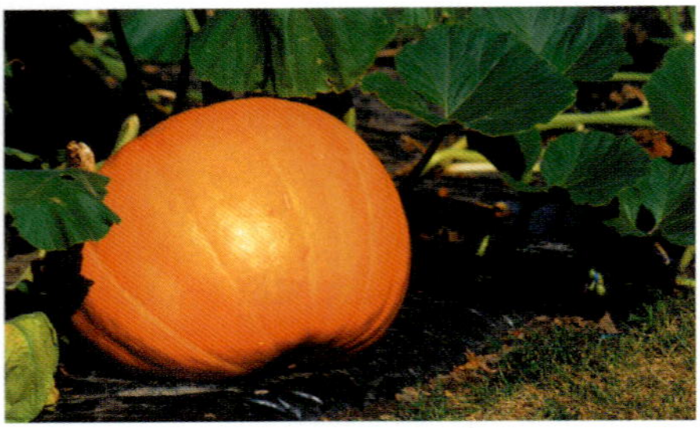

meist die Beschwerden und die Häufigkeit des Wasserlassens. Die pflanzlichen Medikamente und die Änderung der Lebensweise stellen wesentliche Säulen der Frühbehandlung dar. Neuere Medikamente (z. B. α-Blocker, 5α-Reductase-Hemmer) beeinflussen auf verschiedenen „hormonellen" Wegen die Prostata und erzielen in den Frühstadien ebenfalls gute Erfolge, so dass ein medikamentöser Behandlungsversuch unter ärztlicher Kontrolle bei einer noch nicht zu weit fortgeschrittenen Prostatavergrößerung stets gerechtfertigt ist. Eine regelmäßige Kontrolle des Harnstrahls und des Restharns ist jedoch unbedingt notwendig. Bei Restharnmengen über 100 ml sowie häufigen Infekten, Harnverhalt oder einer Harnstauung mit Beteiligung der Nieren ist eine operative Therapie vorzunehmen.

Operative Verfahren

1. Transurethrale Resektion der Prostata (TUR-P)

Dieses Verfahren stellt bei der Prostatavergrößerung den Standardeingriff dar, zu dem sehr gute Langzeitergebnisse vorliegen. Ein Bauchschnitt ist nicht notwendig. Die vergrößerten Prostataanteile werden mit Zugang durch die Harnröhre ausgeschält. Dies geschieht mittels eines Endoskops mit einer elektrischen Schlinge, wobei das Prostatagewebe durch die Harnröhre in einzelnen Spänen Stück für Stück entfernt wird. Es wird jedoch nicht die gesamte Prostata entfernt. Für eine transurethrale Resektion sollte das Gewicht der Prostata nicht mehr als 80 Gramm betragen. Der Eingriff erfolgt in Allgemeinnarkose oder Rückenmarksnarkose. Nach dem Eingriff muss für einige Tage ein Katheter getragen werden, über den die Blase gespült wird.

2. Suprapubische Entfernung der Prostata

Bei einer Prostatagröße von über 80 Gramm wird eine offene Operation (mit Hautschnitt) durchgeführt. Die Prostata wird mit dem Finger ausgeschält, wobei auch hier nur die vergrößerten Anteile der Prostata entfernt werden. Je nach Operationsmethode wird u. U. die Blase eröffnet, so dass gleichzeitig Blasensteine beseitigt werden können. Der postoperative Katheter muss etwas länger als bei der transurethralen Resektion liegen bleiben. Alle Verfahren weisen eine niedrige Komplikationsrate auf.

Mögliche, aber seltene Hauptkomplikationen der transurethralen Resektion und der Schnittoperation sind ein erhöhter Blutverlust und eine Schädigung des Schließmuskels. Die Operationsdauer liegt im Allgemeinen etwas über einer Stunde.
Der Krankenhausaufenthalt beträgt nur wenige Tage. Bei den genannten Prostataoperationen bleibt die Potenz in der Regel erhalten. Allerdings kommt es meist zu einem so genannten trockenen Orgasmus, d.h., der Samen fließt in die Blase. Somit ist Unfruchtbarkeit häufig Folge einer Prostataoperation.

4.2 Prostatakrebs

Der Prostatakrebs ist der häufigste bösartige Tumor des Mannes.
Er stellt weiterhin die häufigste Krebstodesursache des älteren Mannes (> 60 Jahre) dar. Aufgrund der höheren Lebenserwartung und der verfeinerten Entdeckungsmethoden wird die Bedeutung des Prostatakarzinoms in den nächsten Jahren weiter zunehmen. Einige Mediziner sprechen daher von einer "Zeitbombe im Gesäß des Mannes". Der Häufigkeitsgipfel des Prostatakrebses liegt zwischen dem 60. und 80. Lebensjahr, unterhalb des 40. Lebensjahrs kommt er sehr selten vor. Ähnlich wie der Brustkrebs der Frau ist der Prostatakrebs hormonabhängig, d.h. das Wachstum des Prostatatumors kann durch die Geschlechtshormone (vor allem Testosteron) beeinflusst werden.
Dies wird in der Behandlung des fortgeschrittenen Tumors ausgenutzt, indem die männlichen Hormone entzogen werden.

Untersuchungen

Die Diagnose eines Karzinoms erfolgt vor allem bei der Austastung mit dem Finger vom Enddarm aus und durch die PSA-Bestimmung des Blutes.
In der Austastung fällt ein Prostatakrebs als knotige Verhärtung gegenüber der normalen prallelastischen Prostata auf. Wichtig ist zudem die Bestimmung eines von der Prostata ins Blut abgegebenen Eiweißstoffes, des so genannten prostataspezifischen Antigens (PSA). Das PSA ist bei Vorliegen eines Karzinoms erhöht. Der normale PSA-Wert liegt unter 4 ng/ml, dementsprechend ist ein PSA-Wert über 4 ng/ml bei nicht wesentlich vergrößerter Drüse verdächtig. Zusätzlich wird manchmal vom Enddarm aus eine Ultraschalluntersuchung, die so genannte transrektale Sonographie, durchgeführt.
Alle genannten Untersuchungen geben jedoch lediglich Hinweise; die Sicherung der Verdachtsdiagnose kann nur durch die Biopsie erfolgen, die mit einer Hohlnadel über den

Enddarm durchgeführt wird. Nur durch die mikroskopische Untersuchung des Gewebes, das bei dieser gering belastenden Punktion entnommen wird, kann die Diagnose "Prostatakarzinom" gestellt werden. Weiterhin ermöglicht die Biopsie Aussagen über den Ausbreitungsgrad und die Bösartigkeit (Grading) des Tumors.

Verlauf

Die Erkrankung ist aufgrund der langen beschwerdefreien Zeit tückisch. Die Frühstadien sind weitgehend symptomlos.

Erst in fortgeschrittenem Stadium treten - wie bei der gutartigen Prostatavergrößerung - Probleme beim Wasserlassen oder Schmerzen auf. Das Prostatakarzinom kann früh in die Lymphknoten und das Knochengerüst metastasieren, d.h. Tochtergeschwülste setzen. In solchen Fällen handelt es sich allerdings um eine bereits fortgeschrittene Tumorerkrankung. Diese Knochenmetastasen verursachen nicht selten die ersten Beschwerden im Sinne von Rückenschmerzen. Aus diesem Grund muss bei Männern über 50 Jahren mit ungeklärten Rückenschmerzen ein metastasiertes Prostatakarzinom in die diagnostischen Überlegungen einbezogen werden. Zum Nachweis von Knochenmetastasen wird neben Röntgenaufnahmen eine nicht belastende nuklearmedizinische Untersuchung, die sogenannte Skelettszintigraphie, durchgeführt.

Behandlung

Man unterscheidet beim Prostatakarzinom sehr genau zwischen kurativen (zur Heilung führenden) und palliativen (symptomlindernden, nicht heilenden) Behandlungsverfahren. Je nach Ausdehnung der Geschwulst, Alter und Begleiterkrankungen des Patienten kommen eine operative Behandlung, Bestrahlungen und eine Behandlung mit Geschlechtshormonen oder Antihormonen in Betracht. Diese Behandlungen können auch kombiniert eingesetzt werden.

1. Operation und/oder Bestrahlung

Bei rechtzeitiger Diagnose besteht durch eine Operation oder eine Bestrahlung des Tumors die Chance zur Heilung. Die Radikaloperation kommt vor allem bei auf die Prostata beschränkten Tumoren in Frage, da nur unter dieser Voraussetzung durch eine komplette Entfernung der Prostata der Tumor restlos beseitigt werden kann.

Es handelt sich allerdings um einen relativ großen Eingriff, der ein ca. 5%iges Risiko der Inkontinenz (Unfähigkeit den Urin zu halten) und ein ca. 80%iges Risiko der bleibenden Impotenz beinhaltet. Die Rate der

übrigen Komplikationen (z. B. Blutverlust, Thrombose) entspricht der anderer großer Operationen. Die Operationstechnik wurde in den letzten Jahren sehr verfeinert und perfektioniert.
Sinnvoll ist eine Radikaloperation nur dann, wenn der Patient aufgrund seines Allgemeinzustandes sowie der Art und Schwere von Begleiterkrankungen noch eine Lebenserwartung von mehr als 10 Jahren aufweist, da es sich beim Prostatakrebs um einen sehr langsam wachsenden Tumor handelt. Ein Patient mit einer kürzeren Lebenserwartung würde von dem Eingriff nicht profitieren.
Eine weitere Therapiealternative ist die Bestrahlung (Radiatio) der Prostata. Für die seit ca. 10 Jahren bestehenden neueren Bestrahlungsverfahren sowie für die Brachytherapie (innere Bestrahlung) liegen ebenfalls ermutigende Heilungsergebnisse vor. Wichtig ist, dass für jeden einzelnen Patienten in Zusammenarbeit von Hausarzt und Urologe ein individuelles Therapiekonzept erarbeitet wird.
Dabei müssen alle Behandlungsverfahren einbezogen und abgewogen werden.

2. Hormontherapie

Bei fortgeschrittenen Stadien oder bei Patienten mit ausgeprägten Begleiterkrankungen ist eine Radikaloperation nicht sinnvoll.
Hier setzt man die so genannte Hormonentzugstherapie ein. Ziel der Behandlung ist es, die stimulierende Wirkung des Testosteron auf die Tumorzellen möglichst weitgehend auszuschalten. Die Hormonentzugstherapie erfolgt entweder durch eine operative Entfernung der Hoden, in denen das Testosteron gebildet wird, oder durch eine so genannte medikamentöse Kastration mittels Tabletten (sog. Antiandrogene oder LHRH-Analoga) oder Spritzen in mehrwöchigen Abständen.
Anti-Hormonspritzen werden im Allgemeinen monatlich beim Hausarzt oder Urologen subkutan (unter die Haut) verabreicht. 80 % aller Tumoren sprechen auf den Entzug des Hormons Testosteron für einen unterschiedlichen Zeitraum an. Nicht selten kommt es zu einem zeitweisen Verschwinden von Metastasen. Eine Hormontherapie bewirkt eine komplette Impotenz und stark nachlassende Libido (Geschlechtstrieb). Psychische Veränderungen (z. B. depressive Verstimmung) sind nicht selten. Vorübergehend kann es zu sehr lästigen Hitzewallungen und Schweißausbrüchen kommen.
Relativ häufig ist eine Vergrößerung der Brustdrüse zu beobachten, so dass vor Beginn der Hormontherapie eine einmalige wachstumshemmende

Bestrahlung der Brustdrüsen sinnvoll ist. Leider hält die durch eine Hormontherapie hervorgerufene Remission (Tumorrückbildung) des Prostatakrebses bei den meisten Patienten nur einige Jahre an, danach kommt es zur erneuten Progression (Weiterwachsen des Tumors und der Metastasen).

3. Chemotherapie

Der Prostatakrebs spricht nur sehr schlecht auf eine Chemotherapie an, so dass diese Art der Behandlung, die bei anderen Tumoren (z.B. Leukämien) sehr effektiv ist, hier bisher kaum erfolgreich eingesetzt werden kann. Bei fortgeschrittenen Tumoren ist es jedoch möglich, mit einer niedrig dosierten kontrollierten Chemotherapie Beschwerden zu lindern.

Vorbeugung

Da die Entstehung des Prostatakrebses im Dunkeln liegt, können keine speziellen Maßnahmen zur Prävention getroffen werden. Einige Studien behaupten, dass eine fett- und fleischreiche Ernährung einen Risikofaktor für das Prostatakarzinom darstellt. Man weiß, dass Prostatakrebs in Ländern mit sehr gemüsereicher Kost seltener auftritt. Weiterhin scheint eine erbliche Disposition ebenfalls von Bedeutung zu sein. Wichtig sind regelmäßige ärztliche Vorsorgeuntersuchungen, um frühzeitig einen Tumor zu entdecken. Die einzige Chance zur Heilung eines Prostatakrebses liegt bisher in der Früherkennung und damit in der Einleitung einer kurativen Behandlung (Radikale Operation, Radiatio).

Die bei Männern mangelnde Akzeptanz der Vorsorgeuntersuchung (nur ca. 14 % der Männer gehen regelmäßig zur Vorsorge, dagegen ca. 35 % der Frauen) stellt in diesem Zusammenhang ein großes Problem dar. Die jährliche Vorsorgeuntersuchung wird für alle Männer ab dem 45. Lebensjahr empfohlen. Die PSA-Bestimmung ist im Vorsorgeprogramm der Krankenkassen leider nicht enthalten.

4.3 Test: Der Prostata-Check" (IPSS)

Internationaler Prostata Symptomen Score –

Herausgegeben von der Deutschen Gesellschaft für Urologie e.V. als offizieller Bewertungsstandard für Beschwerden der unteren Harnwege bei gutartiger Prostatavergrößerung. Zur Ermittlung des Gesamt-IPSS werden die angekreuzten Ziffern zusammengezählt.

Die Angaben beziehen sich auf die letzten vier Wochen	Niemals	Seltener als in einem von fünf Fällen	Seltener als in der Hälfte aller Fälle	Ungefähr in der Hälfte aller Fälle	In mehr als der Hälfte aller Fälle	Fast immer
Wie oft hatten Sie das Gefühl, dass Ihre Blase nach dem Wasserlassen nicht ganz leer war?	0	1	2	3	4	5
Wie oft mussten Sie innerhalb von 2 Stunden ein zweites Mal Wasser lassen?	0	1	2	3	4	5
Wie oft mussten Sie beim Wasserlassen mehrmals aufhören und wieder neu beginnen?	0	1	2	3	4	5
Wie oft hatten Sie Schwierigkeiten, das Wasserlassen hinauszuzögern?	0	1	2	3	4	5
Wie oft hatten Sie einen schwachen Harnstrahl beim Wasserlassen?	0	1	2	3	4	5
Wie oft mussten Sie pressen oder sich anstrengen, um mit dem Wasserlassen zu beginnen?	0	1	2	3	4	5
Wie oft sind Sie im Durchschnitt nachts aufgestanden, um Wasser zu lassen?	0	1	2	3	4	5

Testauswertung, Bitte beachten Sie:

Der Test dient nur zur groben Einschätzung Ihrer Beschwerden und ersetzt nicht die Untersuchung und Diagnose eines Arztes. Verschlechtert sich die Punktzahl bei Wiederholung des Tests, wenden Sie sich bitte unmittelbar an Ihren Arzt.

20-35 Punkte

Ihre Beschwerden des unteren Harntrakts beeinträchtigen Sie sehr stark. Sie sind nach offizieller Einteilung der schweren Symptomatik zugeordnet. Bitte sprechen Sie umgehend mit Ihrem Arzt darüber.

8-19 Punkte

Ihre Beschwerden des unteren Harntraktes beeinträchtigen Sie schon stark. Sie sind nach offizieller Einteilung der mittleren Symptomatik zugeordnet. Bitte sprechen Sie umgehend mit Ihrem Arzt darüber.

0-7 Punkte

Ihre Beschwerden des unteren Harntraktes sind nach offizieller Einteilung der milden Symptomatik zugeordnet. Bitte sprechen Sie mit Ihrem Arzt darüber und wiederholen Sie den Test nach 4 Wochen.

Entscheidende Fragen bezüglich Ihrer Prostata, die Sie beantworten können sollten!

- Wie hoch ist Ihr PSA-Wert?
- Wann hatten Sie Ihre letzte Vorsorgeuntersuchung?

5. Herz-Kreislaufsystem: Das Herz – ein Hochleistungsmotor

Unser Herz ist ein Hochleistungsmotor und leistet Schwerarbeit:
es schlägt in Ruhe ca. 70-mal pro Minute – 4200-mal pro Stunde – über 100.000-mal pro Tag und pumpt dabei ca. 15000 Liter Blut durch den Körper. Herz-Kreislauferkrankungen sind in Europa mit Abstand die häufigsten Todesursachen. 12 von 100 Männern sterben an Herzinfarkt. Das muss nicht sein!
Das menschliche Herz ist ein dickwandiger Hohlmuskel, der sich rhythmisch je nach Belastung kontrahiert. Der Herzrhythmus (d.h. der Puls) wird unter anderem von einem Reizleitungssystem geregelt, das einer Vielzahl von psychischen und physischen Einflüssen unterliegt. Damit der Herzmuskel arbeiten kann, ist er auf eine ausreichende Energie- und vor allem Sauerstoffversorgung angewiesen. Bereits in Ruhe braucht das Herz ca. 50 Liter Sauerstoff pro Tag. Die Energie- und Sauerstoffzufuhr erfolgt über die so genannten Herzkranzarterien (Koronargefäße). Verengungen dieser Koronargefäße und Herzrhythmusstörungen führen zu einer Verminderung der Pumpleistung des Herzens und damit zu einer Unterversorgung von anderen lebenswichtigen Organen wie Gehirn, Niere, Lunge usw.

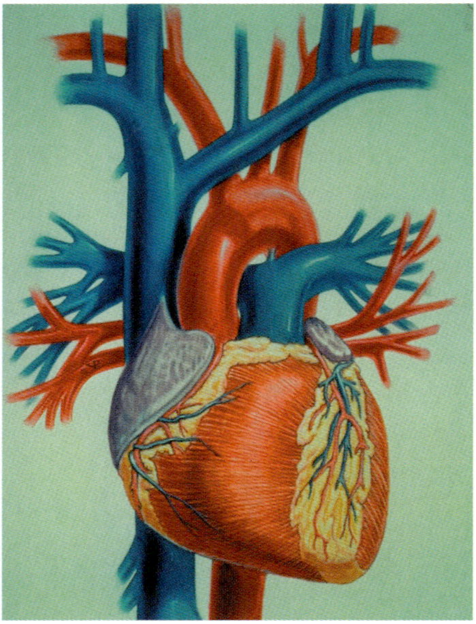

Herzinfarkt

Der Herzinfarkt entsteht durch eine Verlegung oder starke Verengung der Herzkranzarterien. In Deutschland sterben daran jährlich ca. 80000 Menschen. Die Engen der Herzkranzarterien (koronare Herzkrankheit) entstehen durch arteriosklerotische Ablagerungen, so genannte Plaques.
Seit langem sind die wesentlichen Risikofaktoren für eine koronare Herzkrankheit bekannt: Bewegungsmangel, Übergewicht, Zuckerkrankheit, Rauchen, Bluthochdruck und eine ungünstige Blutfettwertverteilung.

Das zu hohe Cholesterin ist besonders gefährlich, wenn eine ungünstige Verteilung von hohem LDL-Cholesterin (eher riskant) zu HDL-Cholesterin (eher schützend) vorliegt. Ein weiterer Risikofaktor besteht, wenn Herzerkrankungen bereits früher in der Familie aufgetreten sind. Männer sind bis zum 75. Lebensjahr weit mehr als Frauen gefährdet, einen plötzlichen Herztod zu erleiden.

Symptome

Brustengegefühl, Schmerzen hinter dem Brustbein (Angina pectoris) und Luftnot können auf Engen (Stenosen) der Herzkranzgefäße hindeuten und Vorboten für einen Herzinfarkt sein. Typisch sind ebenfalls in den Kiefer und den linken Arm ausstrahlende Brustschmerzen. Die Schmerzen treten keineswegs nur unter besonderer Belastung, sondern in wechselnder Intensität u.U. auch in Ruhe, nach dem Essen oder in der Nacht auf. Der Betroffene spürt eine Minderversorgung durch eine koronare Enge erst, wenn diese mehr als 70 % des Gefäßdurchmessers blockiert.

Die vorstehenden Plaques der Gefäßwände reißen beim Herzinfarkt ein und ein zusätzliches Gerinnsel verlegt die Herzarterie total – das Vollbild eines Herzinfarktes mit starken Schmerzen und Kreislaufversagen ist die Folge.

Jeder derartige Brustschmerz bedeutet „Alarmstufe Gelb“ und muss abgeklärt werden.

Ein länger dauernder Brustschmerz signalisiert „Alarmstufe Rot“: Sofort ins Krankenhaus – Lebensgefahr!

Diagnostik und Behandlung

Folgende Untersuchungen geben Aufschluss über den Zustand des Herzens: Blutdruckmessung, Ruhe-EKG, Belastungs-EKG, Herz-Ultraschalluntersuchung, spezielle Herzcomputertomographie (CT), Kernspintomographie (MRT) und die Herzkatheteruntersuchung.

Die Herzkatheteruntersuchung erlaubt neben einer Diagnostik in geeigneten Fällen eine gleichzeitige Behandlung von Herzkranzgefäßstenosen. Engen der Koronargefäße werden dabei z.B. mit speziellen Kathetern erweitert (Dilatationstherapie) oder mit speziellen Röhrchen (Stents) überbrückt.

Längerstreckige und schwer zu erreichende Engen müssen nicht selten durch eine so genannte Bypass-Operation überbrückt werden, damit das Herz ausreichend mit Sauerstoff versorgt bleibt. Ist ein Herzinfarkt eingetreten, wird das Gerinnsel nach Möglichkeit sofort mit Medikamenten aufgelöst (= Lysetherapie).

Sofern dies rechtzeitig geschieht und

Herzmuskelgewebe noch nicht abgestorben ist, kann ein größerer Herzmuskelschaden verhütet werden. Blutgefäße finden sich überall im menschlichen Körper und krankhafte Gefäßveränderungen treten folglich nicht nur am Herzen auf. Aber bei Verengungen der Blutgefäße an einer anderen Stelle bzw. in einem anderen Organ ist das Herz meist auch betroffen. Aus diesem Grund muss bei einer nachgewiesenen Minderdurchblutung, z.B. des Penisschwellkörpers mit der Folge einer Impotenz, auch das Herz untersucht werden, selbst wenn noch keine auffälligen Herzsymptome bestehen.

5.1 Tipps für ein gesundes Herz

Wenn Sie Raucher sind: Kämpfen Sie um Ihr Leben!

Rauchen Sie heute die letzte Zigarette. Es gibt Möglichkeiten und Hilfen, mit dem Rauchen aufzuhören. Viele haben es geschafft – warum nicht auch Sie?

Lassen Sie einmal jährlich Ihre Blutfettwerte beim Arzt messen.

Lassen Sie sich erklären, ob und welches Cholesterin (LDL bzw. HDL) erhöht ist.

Treiben Sie Sport.

Mäßig, aber regelmäßig, mindestens dreimal in der Woche etwa 30-45 Minuten. Besonders geeignet sind Laufen, Radfahren, Schwimmen, Langlaufen.

Messen Sie regelmäßig Ihren Blutdruck.

Der normale Ruheblutdruck liegt bei 120/80 mmHg. Einen zu hohen Blutdruck spürt man in der Regel nicht. Eine geringe Blutdruckerhöhung lässt sich meist durch eine Änderung der Ernährung und der Lebensgewohnheiten ohne Medikamente behandeln. Ein deutlich erhöhter Blutdruck (Hypertonie) muss mit Medikamenten eingestellt werden.

Optimaler Blutdruck	unter 120/80
Normaler Blutdruck	unter 130/85
Grenze zur Hypertonie	140/90
Grad 1: milde Hypertonie	unter 160/100
Grad 2: mittelgradige Hypertonie	unter 180/110
Grad 3: schwere Hypertonie	über 180/110

Ernähren Sie sich abwechslungs- und vitaminreich.

Eine ausreichend hohe Zufuhr von Vitamin C und E hat günstige Auswirkungen auf die Gefäßwände.

Reduzieren Sie Übergewicht.

Essen Sie bewusst fettarm und abwechslungsreich. Ihr Idealgewicht lässt sich leicht mit folgender Formel (Body Mass Index) errechnen:

Der Wert aus Körpergewicht in kg geteilt durch Körpergröße² in m sollte zwischen 18,5 und 25 liegen.

Beispiel:

Größe 180 cm, Gewicht 77 kg ergeben: $77 : 1{,}8^2$ = BMI 23,7

5.2 Test: Herzinfarkt-Check

Bestimmen Sie Ihr Herzinfarktrisiko für die nächsten 10 Jahre (Procam-Score). Addieren Sie die Punkte aus den jeweiligen Rubriken

Alter in Jahren	**Punkte**
35-39	0
40-44	6
45-49	11
50-54	16
55-59	21
60-65	26
Systol. Blutdruck (mmHg)	**Punkte**
< 120	0
120-12	2
130-139	3
140-159	5
> 160	8
LDL-Cholesterin (mg/dl)	**Punkte**
< 100	0
100-129	5
130-159	10
160-189	14
> 189	20
HDL-Cholesterin (mg/dl)	**Punkte**
< 35	11
35-44	8
45-54	5
> 54	0
Triglyzeride (mg/dl)	**Punkte**
< 100	0
100-149	2
150-199	3
> 199	4
Diabetiker	**Punkte**
Nein	0
Ja	6
Raucher	**Punkte**
Nein	0
Ja	8
Herzinfarkt in der Familie	**Punkte**
Nein	0
Ja	4

Anzahl der Punkte	**Herzinfaktrisiko innerhalb von 10 Jahren (%)**
< 20	< 1
21	1,1
22	1,2
23	1,3
24	1,4
25	1,6
26	1,7
27	1,8
28	1,9
29	2,3
30	2,4
31	2,8
32	2,9
33	3,3
34	3,5
35	4,0
36	4,2
37	4,8
38	5,1
39	5,7
40	6,1
41	7,4
42	7,6
43	8,0
44	8,8
45	10,2
46	10,5
47	10,7
48	12,8
49	13,2
50	15,5
51	16,8
52	17,5
53	19,6
54	21,7
55	22,2
56	23,8
57	25,1
58	28,0
59	29,4
> 60	> 30

Summe (Procam): **Risikotabellenwert:**

6. Stoffwechsel: Der Haushalt muss stimmen

Der Stoffwechsel des Körpers, d.h. das Zusammenspiel von Energiegewinnung, Erholung, Zellteilung, Regulation und Verbrauch, arbeitet ununterbrochen und reagiert hoch empfindlich auf innere und äußere Einflüsse.
Stoffwechselerkrankungen betreffen daher immer den ganzen Körper.
Die nachfolgende Auswahl beschreibt die für Männer wichtigsten Problembereiche.

6.1 Zuckerkrankheit: Diabetes mellitus

In den letzten Jahren hat die Zahl der Zuckerkranken dramatisch zugenommen.
Laut Statistischem Bundesamt leiden ca. 4 Millionen Menschen in Deutschland an Diabetes. 15 % der über 60-Jährigen sind zuckerkrank und die Hälfte der Betroffenen weiß nichts von ihrer Erkrankung.
Blutzucker (Glucose) ist ein wichtiger Energielieferant. Damit die Organe ausreichend mit Energie versorgt werden können, ist ein relativ konstanter Blutzuckerspiegel von etwa 70-90 mg/100ml Blut (Nüchternzustand) erforderlich. Bei Gesunden steigt er auch nach dem Essen nicht über 140 mg/100ml Blut.
Der Blutzuckerspiegel wird durch das Hormon Insulin reguliert, das in der Bauchspeicheldrüse (Pankreas) gebildet wird.
Insulin hilft den Zuckermolekülen, aus dem Blut in die Körperzellen zu gelangen. Bei Diabetes bleibt der Zucker quasi im Blut und die Körperzellen werden unterversorgt.
Hohe Blutzuckerwerte verändern zudem die Zellwände und führen zu einem beschleunigten Zellabbau bzw. Zellumbau. Wird ein Diabetes mellitus über längere Zeit nicht erkannt, kommt es u.a. zu Folgeerkrankungen wie Durchblutungsstörungen der Netzhaut, der Nieren, aber auch des Herzens, der Beine und des Penisschwellkörpers. Mehr oder weniger sind alle Organe betroffen.

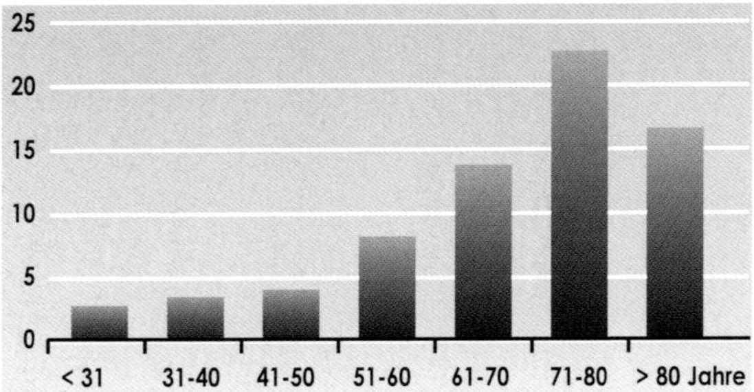

Häufigkeit des Diabetes in % in Abhängigkeit vom Alter

Erste Erkrankungszeichen können sein:

- Häufiges (nächtliches) Wasserlassen
- Sehstörungen
- Starkes Durstgefühl
- Müdigkeit und Erschöpfung ohne körperliche Anstrengung
- Schlecht heilende Wunden, Juckreiz und Pilzinfektionen
- Erektionsstörungen

Was müssen Sie wissen und was müssen Sie tun?

- Beantworten Sie die Frage:
  Wie hoch ist mein Nüchternblutzuckerwert?
- Das Erkrankungsrisiko ist deutlich erhöht, wenn Verwandte 1. Grades (Eltern, Geschwister) an Diabetes erkrankt sind.
- Normalgewicht senkt das Risiko, an einem Diabetes mellitus zu erkranken.
- Körperliche Aktivität senkt den Blutzuckerwert und das Risiko zu erkranken.
- Blutzucker-Vorsorgetest beim Hausarzt 1-mal jährlich ab dem 45 Lebensjahr.

6.2 Schilddrüse: Über- und -Unterfunktion

Die Schilddrüse befindet sich am Hals und liegt vor der Luftröhre. Sie ist der Bildungsort der so genannten Schilddrüsenhormone Thyroxin und Trijodthyronin. Ohne Schilddrüsenhormone ist der Organismus nicht lebensfähig. Sie regulieren die Stoffwechselaktivität und die Verwertung von Kohlenhydraten, Fetten und Eiweißen. Eine ausreichende Jodzufuhr mit der Nahrung ist eine essentielle Voraussetzung für die reguläre Schilddrüsenfunktion. Schilddrüsenerkrankungen (z. B. “Kropf”) sind häufig und betreffen je nach Region ca. 3 % der Bevölkerung. Sie werden durch einen Mangel oder Überschuss an Schilddrüsenhormonen hervorgerufen.

Neben Funktionsstörungen (Über- und Unterfunktion) und gutartigen Organveränderungen kommen an der Schilddrüse auch Veränderungen vor, die bösartig sind. Jede Veränderung der Halsregion kann auf eine Schilddrüsenerkrankung hindeuten. Häufig jedoch werden solche Anzeichen übersehen und die Erkrankungen der Schilddrüse bleiben unbemerkt. Sowohl eine Schilddrüsenüber- als auch -unterfunktion kann eine Erektionsstörung bedingen.

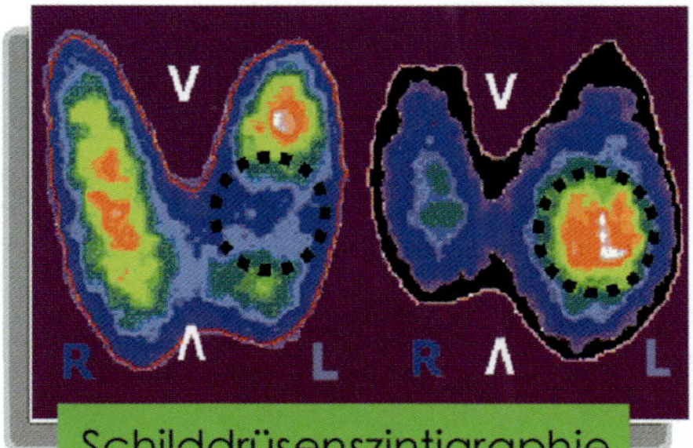

Schilddrüsenszintigraphie

Mögliche Symptome einer **Schilddrüsenüberfunktion**	Mögliche Symptome einer **Schilddrüsenunterfunktion**
Gewichtsverlust	Gewichtszunahme, Schwäche
Nervosität, Unruhe, hoher Ruhepuls	Kälteunverträglichkeit, Apathie, Depression
Durchfälle, Magen-Darmkrämpfe	Haarausfall, brüchige Nägel
Schlaflosigkeit, Gedankenflucht	Verstopfung, Appetitlosigkeit
Kloßgefühl, Sprachstörungen	Kloßgefühl, Sprachstörungen
Muskelzittern	Libidoverlust, Impotenz

Was macht der Arzt?

Die körperliche Untersuchung und Abtastung des Halses dient dazu zu überprüfen, ob man beschwerdefrei schlucken kann, ob die Schilddrüse vergrößert ist und ob eventuell Knoten vorhanden sind. Die Regulation der Schilddrüsen kann relativ einfach durch einen Laborwert kontrolliert werden. Es wird vor allem zunächst der so genannte TSH-Wert bestimmt. Er gibt am sichersten Aufschluss über eine mögliche Funktionsstörung. Im Normalfall sollte der TSH-Wert zwischen 0,3 und 4,0 mg/ml liegen. Niedrigere Werte deuten auf eine Überfunktion, erhöhte Werte auf eine Unterfunktion hin. Bei Verdacht auf so genannte „kalte" oder „warme" Knoten, d.h. Regionen der Über- oder Unterfunktion innerhalb der Schilddrüse, können Ultraschalluntersuchung und Szintigraphie näheren Aufschluss geben.

Worauf müssen Sie achten?

Alle Veränderungen des Halses müssen ärztlich abgeklärt werden!
Bei unerklärlichen Gewichtsveränderungen oder Stoffwechselsymptomen (siehe Tabelle) ist die Schilddrüsenfunktion zu überprüfen.
Alle 2-3 Jahre sollte eine Kontrolle der Schilddrüsenregulation mittels Bluttest durchgeführt werden (TSH-Wert).

6.3 Osteoporose: Auch ein Männerproblem

Kennzeichen einer Osteoporose sind der Verlust an Knochensubstanz und die Zerstörung der Knochenmikroarchitektur. Die Osteoporose gilt als typische Frauenerkrankung, dementsprechend wird diese Erkrankung bei Männern unterschätzt und nur selten behandelt. Tatsächlich leiden in Deutschland ca. 4 Millionen Frauen

und 2 Millionen Männer an Osteoporose. Männer sind davon zunehmend in höherem Alter betroffen. Es ist erschreckend, dass nur ca. 20 % der Männer mit ausgeprägter Osteoporose behandelt werden.
Der häufig abgebildete, typisch gebückt gehende „alte Mann“ leidet an Osteoporose und muss behandelt werden. Die häufigsten Folgen einer Osteoporose sind Knochenbrüche und der Zusammenbruch der Wirbelkörper. Wirbelkörperbrüche gehen mit fast unerträglichen und lang anhaltenden Schmerzen einher.
Eine Osteoporose ist jedoch kein Schicksal oder eine unausweichliche Alterserscheinung – Osteoporose und ihre Folgen können vermieden werden. Wichtigste vorbeugende Maßnahmen sind eine ausgewogene Ernährung (Vitamin D, Kalzium) und viel Bewegung im Freien.

Risikofaktoren einer männlichen Osteoporose

Bis etwa zum 35. Lebensjahr wird Knochensubstanz individuell optimiert aufgebaut. Danach übertrifft der Abbau den Aufbau. Die Regulation des Knochenstoffwechsels wird vor allem durch die Ernährungs- und Lebensgewohnheiten beeinflusst. Folgende Risikofaktoren für die Entwicklung einer Osteoporose sind bekannt:

- Hormonstörungen – Mangel an Testosteron (= Hypogonadismus)
- Hochdosierte Behandlung mit kortisonhaltigen Medikamenten über längere Zeit
- Chronische Entzündungen der Gelenke, der Lunge und Autoimmunkrankheiten
- Übermäßiger Alkoholkonsum mit einseitiger Ernährung
- Chronische Durchfälle und Magen-Darmerkrankungen
- Bewegungsmangel und Übergewicht
- Fortgeschrittene Tumorleiden (z. B. Prostatakarzinom)

Was tun?

1. Ausreichende Versorgung mit Kalzium (ca. 1500 mg/Tag)

Kalzium ist für den Knochen und die Muskulatur essentiell.
Typische Kalzium-Lieferanten sind Milch und Milchprodukte.

2. Ausreichende Versorgung mit Vitamin D

Ohne Vitamin D kann das Kalzium nicht in den Körper aufgenommen und somit nicht in den Knochen eingebaut werden. Bei ausgewogener Ernährung und genügend Sonneneinstrahlung kann der Körper Vitamin D selbst bilden; es wird in der Haut quasi durch Licht „aktiviert“. Vitamin D kann aber auch über die Nahrung (Dosis für Erwachsene ca. 200 IE) zugeführt werden. Typische

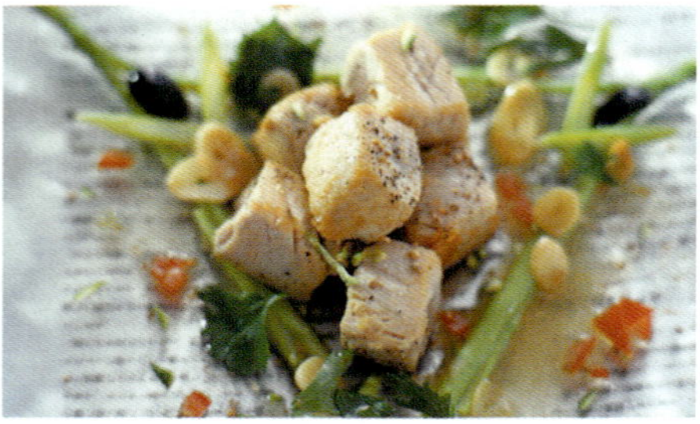

Vitamin-D-haltige Speisen sind Seefisch, Milchprodukte und Pilze.

3. Weniger Kochsalz

Kochsalz kann nicht nur den Blutdruck negativ beeinflussen, sondern es fördert auch die Kalziumausscheidung der Nieren. Unsere mitteleuropäische Nahrung ist meist salzreich, so dass in der Regel nicht nachgewürzt werden sollte.

4. Regelmäßige Bewegung, Bewegung, Bewegung

Kalzium wird nur dann in den Knochen eingebaut, wenn dieser auch belastet wird. Dies bedeutet, dass eine hohe Kalzium- und Vitamin-D-Zufuhr mit der Nahrung keinerlei Nutzen bringt, solange der Mensch körperlich inaktiv bleibt.

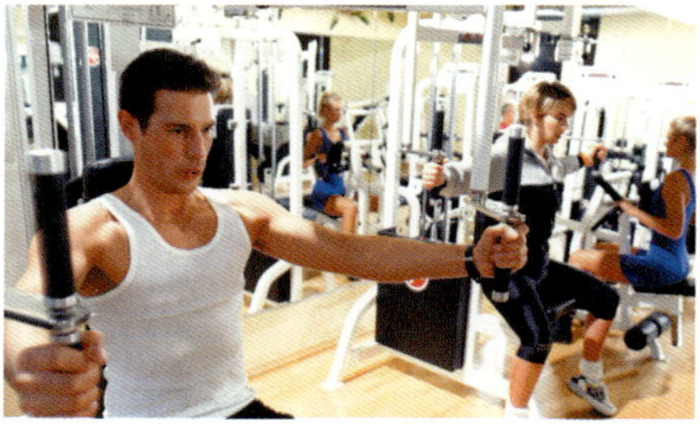

5. Nicht zu viele Genussmittel

Hohe Mengen an Alkohol und Kaffee führen zur einer Kalziumausschwemmung über die Nieren und zu einer verminderten Bildung des körpereigenen Vitamin D. Man sollte darum nicht mehr als 2 bis 3 Tassen Kaffee pro Tag zu sich nehmen.

6.4 Gesunder Schlaf: Damit Männer nicht müde werden!

Im Schlaf ist der Stoffwechsel keineswegs ruhig gestellt – im Gegenteil. Gesunder Schlaf ist für Geist und Körper lebensnotwendig. Fast alle inneren Organe regenerieren sich während des Schlafes – und dies umso mehr, je aktiver und anstrengender der Tag verlaufen ist.
Ohne ausreichenden, festen Schlaf ist eine vollständige Regeneration nicht möglich. Schlafstörungen führen zu beschleunigten Alterungsprozessen und Leistungsabfall. Es muss daher als Alarmzeichen verstanden werden, dass Schlafprobleme bei Männern überaus häufig auftreten, fast jeder Zweite berichtet darüber. Was also tun bei Schlafstörungen, wenn Erkrankungen wie z. B. Hormonstörungen als Ursache bereits ausgeschlossen worden sind?

Die 10 Regeln für einen gesunden Schlaf
1. Versuchen Sie jeden Tag um die gleiche Zeit aufzustehen.
2. Gehen Sie nur schlafen, wenn Sie müde sind. Aber wenn Sie müde sind, dann gehen Sie auch schlafen.
3. Gewöhnen Sie sich „Schlafrituale“ an – ein warmes Bad oder eine gute Lektüre.
4. Treiben Sie regelmäßig Sport – aber achten Sie darauf, dass ein ca.3-4-stündiger Abstand zwischen sportlicher Betätigung und dem Zubettgehen eingehalten werden sollte.
5. Essen Sie nicht zu spät und vermeiden Sie fettreiche Mahlzeiten.
6. Rauchen Sie nicht noch kurz vor dem Schlafengehen (Rauchen Sie am besten gar nicht)!
7. Sparen Sie nicht bei der Matratze, beim Oberbett und Kopfkissen (Testen Sie – wenn möglich – die verschiedenen Angebote).
8. Das Schlafzimmer sollte nachts eher kühl (ca. 18 °C) und gut belüftet sein.
9. Guter Sex macht glücklich, entspannt und ist im positiven Sinne schlaffördernd.
10. Meiden Sie unbedingt Beruhigungsmittel und Schlaftabletten!

7. Hoden, Darm und Co.: Worauf Männer sonst noch achten müssen

Männer gehen erst dann zum Arzt, wenn es gar nicht mehr anders geht oder – häufig – wenn es bereits zu spät ist. Hier ist ein Vergleich der Geschlechter interessant:
Während ca. 35 % der Frauen die kostenlose Vorsorgeuntersuchung in Anspruch nehmen, sind es nur ca. 14 % der Männer, die von diesem Angebot Gebrauch machen.

Folgende Erkrankungen sind typische Männerkrankheiten, die rasch erkannt und im Frühstadium leicht behandelt werden können:

7.1 Hodenkrebs

Hodenkrebs ist in der Altersgruppe 20-25 Jahre der häufigste Krebs des Mannes. In Deutschland rechnet man zur Zeit mit ca. 2600 Neuerkrankungen jährlich. Es handelt sich dabei um eine besonders bösartige und schnell wachsende Krebsart. Über die genauen Entstehungsursachen gibt es noch keine gesicherten Erkenntnisse. Ein bekannter Risikofaktor ist allerdings der so genannte Hodenhochstand oder Leistenhoden (Hoden liegt nicht im Hodensack). Hierbei ist das Risiko, einen Hodenkrebs zu entwickeln, um das 15-30fache erhöht. Es gibt verschiedene Arten von Hodenkrebs, die sich in ihrem Wachstumsverhalten und ihrer Bösartigkeit wesentlich unterscheiden.

Diagnose und Behandlung

Die Diagnose der Erkrankung erfolgt durch die Untersuchung des Hodens. Dabei findet sich eine derbe Vergrößerung oder Veränderung des Hodens im Hodensack. Nur selten bestehen Schmerzen. Manchmal liegt eine begleitende Nebenhodenentzündung vor.

Einige Tumoren verursachen Veränderungen bestimmter Blutwerte (Tumormarker). Im Zweifel muss bei einer Vergrößerung des Hodens immer eine Freilegung durch eine Operation erfolgen. Je nach Art des Hodenkrebses kann es sich um eine sehr bösartige Erkrankung handeln, die rasch Tochtergeschwülste (Metastasen) in die Lymphdrüsen des hinteren Bauchraums (Retroperitoneum) und in die Lunge setzt. Stärkere Schmerzen treten meist erst sehr spät auf.

Bei rechtzeitiger Diagnose gibt es gute Behandlungsmöglichkeiten. Der befallene Hoden wird durch einen Leistenschnitt entfernt und genau untersucht. Nach der Operation folgen technische Untersuchungen mittels Röntgen, Ultraschall und Computertomographie zur Klärung, ob bereits Tochtergeschwülste vorliegen. Je nach Tumorart und Ausbreitungsstadium muss eine Bestrahlung oder Chemotherapie erfolgen.

Hodenkrebs lässt sich bei früher Diagnose sehr gut behandeln. Je früher eine Behandlung eingeleitet wird, desto höher sind die Chancen auf Heilung. Die 5-Jahres-Überlebensrate liegt bei Frühstadien über 90 %.

Was ist zu tun?

Eine spezielle Vorbeugung gegen Hodenkrebs gibt es nicht. Jeder Mann sollte 1-mal monatlich seine Hoden selbst abtasten! Entscheidend für die Behandlung und Prognose ist das sofortige Aufsuchen eines Arztes bei einer tastbaren Vergrößerung des Hodens.

7.2 Vorhautverengung: Phimose

Im Allgemeinen ist die Vorhaut über der Eichel frei beweglich. Bei einer Vorhautverengung (Phimose) kann die Vorhaut nicht hinter die Eichel zurückgezogen werden. Eine Phimose kann in jedem Alter auftreten, am häufigsten liegt sie aber bereits bei Kleinkindern vor. Es handelt sich um eine sehr häufige Erkrankung. Nach Entzündungen oder Einrissen kommt es oft zu einer narbigen Enge. Dadurch ist wiederum die Gefahr erneuter Einrisse (z.B. beim Geschlechtsverkehr) und Entzündungen erhöht, was einen Teufelskreis darstellt.

Untersuchungen und Behandlung

Die Diagnose einer Vorhautverengung ist leicht zu stellen. Die Vorhaut kann nicht ohne Schmerzen hinter die Eichel gezogen werden. Eine unbehandelte Phimose führt oft zu Problemen beim Wasserlassen und zu schmerzhaften eitrigen Entzündungen. Auch narbige, dauerhafte Veränderungen der Eichel kommen vor. Nicht zuletzt sind hygienische und kosmetische Gründe für die Behandlung einer Vorhautverengung bedeutsam. Langzeituntersuchungen zeigten, dass durch die Besiedelung der Absonderungen (Smegma) unter der Vorhaut mit bestimmten Krankheitserregern ein erhöhtes Risiko für Peniskrebs und bei der Partnerin für Gebärmutterhalskrebs gegeben ist.

Die Behandlung einer Vorhautverengung besteht aus einer Beschneidung (Circumcision). Diese kann komplett (vollständige Entfernung der Vorhaut) oder teilweise durchgeführt werden. Die Beschneidung stellt einen kleinen operativen Eingriff dar, den man in lokaler Betäubung durchführen kann. Das Operationsrisiko ist sehr gering und das kosmetische Ergebnis in der Regel gut.

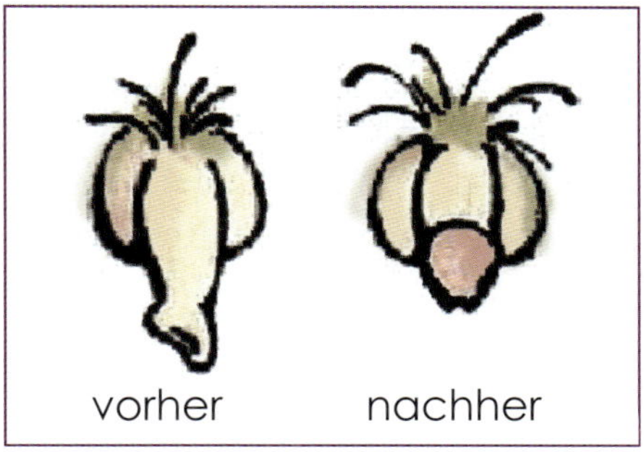

Was ist zu tun?

Wichtigste Maßnahme ist die tägliche Beseitigung der Absonderungen unter der Vorhaut mit Wasser und hautfreundlicher Seife. Bei einer angeborenen Verengung oder bei häufigen Entzündungen sollte frühzeitig ein Arzt aufgesucht werden, um die Frage einer Beschneidung zu klären.

7.3 Darmkrebs muss nicht sein!

Darmkrebs wird in den Industrienationen immer häufiger. Dies liegt daran, dass die Menschen immer älter werden, sich ballaststoffarm ernähren und viel zu wenig bewegen. Fast alle bösartigen Tumoren entstehen aus so genannten Adenomen (Polypen). Die meisten Tumoren finden sich im Enddarm. Besonders gefährdet sind Menschen, in deren naher Verwandtschaft bereits Darmtumoren aufgetreten sind. Es gibt keine oder allenfalls geringe Frühsymptome. Größere Polypen führen oft zu Blut im Stuhl. Darum gilt: Jede Blutauflagerung im Stuhl, jede auffällige Stuhlverfärbung oder länger dauernde Änderung der Stuhlkonsistenz ist verdächtig und muss vom Arzt untersucht werden.

Untersuchungen und Behandlung

Ein Darmtumor oder Darmpolypen können am besten durch eine – relativ harmlose – Darmspiegelung erkannt und häufig auch gleichzeitig behandelt werden. Eine Darmspiegelung wird ambulant unter Sedierung durchgeführt.

Die meisten Polypen lassen sich während der Spiegelung abtragen. Liegt bereits ein bösartiger Tumor vor, muss eine operative Entfernung des Tumors erfolgen. Dabei handelt es sich dann um größere Eingriffe. Bei rechtzeitiger Entfernung der Polypen oder eines bösartigen Tumors sind die Heilungschancen sehr gut.

Was ist zu tun?

1. Achten Sie auf Ihren Stuhl! Ändert sich die Farbe und/oder Konsistenz? Bei Unklarheiten einen Arzt aufsuchen.
2. Auch Hämorrhoiden sind nicht gottgegeben, sie müssen abgeklärt und behandelt werden.
3. Lassen Sie einmal jährlich einen Test auf okkultes Blut im Stuhl durchführen – Testblättchen gibt's beim Arzt oder Apotheker.
4. Ab dem 55. Lebensjahr ist die Durchführung einer Darmspiegelung alle 5-10 Jahre sinnvoll. Sind bereits Familienmitglieder an Darmtumoren erkrankt, ist eine Darmspiegelung ab dem 45. Lebensjahr angezeigt.

7.4 Leistenbrüche: Schwachstelle beim Mann

Leistenbrüche (Leistenhernien) gehören zu den häufigsten Männererkrankungen. Dies liegt daran, dass die Bauchdecken aufgrund des Samenstranges eine relative Schwachstelle aufweisen, durch die sich

Bauchfett und Darm zwängen kann. Bei einem Missverhältnis zwischen Bauchmuskulatur und Bauchinnendruck (Pressen, schwere Lasten, Übergewicht) ist das Risiko eines Leistenbruches stark erhöht. Akute Gefahr besteht, wenn es zu einer Einklemmung von Darm kommt.

Symptome und Behandlung

Leistenbrüche lassen sich oft tasten und schmerzen bei bestimmten Bewegungen. Das Risiko der Einklemmung mit Darmverschluss und Bauchfellentzündung kann nicht ausgeschlossen werden. Die Behandlung besteht in einem operativen Verschluss der Bruchlücke, der mit verschiedenen Methoden – je nach Größe des Bruches und Allgemeinzustand auch ambulant erfolgen kann.

Was ist zu tun?

1. Bei Schmerzen in der Leiste und tastbaren Veränderungen muss eine ärztliche Untersuchung vorgenommen werden.
2. Regelmäßiges Bauchmuskeltraining beugt Leistenbrüchen vor.

7.5 Zigaretten und Männer: Wer raucht, stirbt früher!

Männergesundheit und Rauchen passen nicht zueinander. Mundgeruch, morgendlicher Auswurf, Parodontose und gelbe Finger sind

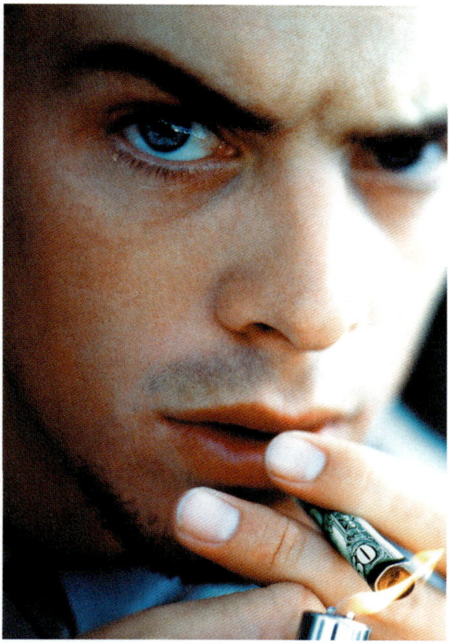

zudem alles andere als sexy.

Mittlerweile ist die Datenlage eindeutig, dass Rauchen für die meisten Erkrankungen einen maßgeblichen Risikofaktor darstellt.

Dies gibt inzwischen sogar die Zigarettenindustrie zu. Die Risikofeststellung gilt nicht nur für Tumoren, sondern auch für die Potenz oder Fruchtbarkeit. In Europa sind bei Männern pro Jahr ca. 250.000 Todesfälle mehr oder weniger mit dem Rauchen in Zusammenhang zu bringen. Nikotin ist ein Nervengift und führt unmittelbar zur Gefäßverengung in allen stark durchbluteten Organen. Außerdem entsteht Kohlenmonoxid (= CO), was die Sauerstoffversorgung zusätzlich behindert und das Blut dicker

Relativ erhöhtes Erkrankungsrisiko eines Rauchers (20 Zigaretten/täglich) gegenüber einem Nichtraucher im Hinblick auf folgende Krankheiten	
Lungenkrebs	15fach
Bronchitis	15fach
Speiseröhrenkrebs	7fach
Blasenkrebs	5fach
Gefäßerkrankungen allgemein	5fach
Schlaganfall	3fach
Impotenz	3fach
Bauchspeicheldrüsenkrebs	2,5fach
Nierenkrebs	2fach

macht. Kondensate und so genannte Teerstoffe schädigen die Bronchialschleimhaut und die Leber. Sie wirken direkt krebsfördernd. Dabei besteht kein Unterschied zwischen normalen und „Light“-Zigaretten. Ein weiterer bedenkenswerter Aspekt sind die sinnlosen Kosten. 20 Zigaretten pro Tag bedeuten ca. 3 Euro x 365 = 1095 Euro pro Jahr: Genügend Geld, um 2 Wochen in Urlaub zu fahren. Die beste Vorsorge gegen Männerkrankheiten und für ein gesundes Altern betreibt man, wenn man grundsätzlich auf das Rauchen verzichtet bzw. kompromisslos damit aufhört.

8. Bewegung ist Leben

Der Mensch ist ein Wesen, das ohne Bewegung auf Dauer nicht lebensfähig ist. Der Körper braucht aufgrund seiner Organstruktur Bewegung – heute wie vor 2 Millionen Jahren. Denken Sie daran: Bewegung ist Leben. Nur durch Bewegung kann das Herz-Kreislauf-System bzw. die Muskulatur optimal und störungsfrei funktionieren. Die Notwendigkeit, sich bewegen zu müssen, lässt sich auch auf einfache sprichwörtliche Formeln reduzieren:

Sich regen bringt Segen - wer rastet, der rostet.

Oder positiv ausgedrückt:

Wer nicht rastet, der rostet auch nicht!

Achten Sie also darauf, körperlich aktiv und „in Schwung“ zu bleiben. Verzichten Sie auf allzu viel Bequemlichkeit. Sie werden reichlich dafür belohnt werden. “Mens sana in corpore sano" ist wohl der bekannteste Spruch, der den Zusammenhang zwischen einem gesunden Körper und einem gesunden Geist beschreibt und sozusagen zum Allgemeinwissen gehört. Die Gründe, weshalb man körperlich aktiv werden bzw. bleiben sollte, füllen eine lange Liste. Einige wesentliche Faktoren sind in der untenstehenden Tabelle zusammengestellt.

Wieviel Bewegung ist gesund?

Richtig dosierte körperliche Aktivität kann Abnutzungserscheinungen bzw. Leistungseinbußen verhindern oder zumindest in einem bestimmten Maß verzögern. Andererseits können durch Belastungen, die das individuell zuträgliche Maß überschreiten, Beeinträchtigungen der Leistungsfähigkeit oder gar Schäden verursacht werden. Wer seinem Körper also etwas Gutes tun will, sollte mit Bedacht, planvoll und systematisch an ein Training herangehen.

Die Trainingssteuerung

Nehmen Sie für Ihr Fitnessprogramm eine „Standortbestimmung" vor, d.h., ermitteln Sie zunächst einmal den Ist-Zustand, am besten anhand des unter 8.2 beschriebenen Tests. Außerdem sollten Sie Ihren Gesundheitszustand von einem Arzt untersuchen lassen, wenn Sie über 35 Jahre alt sind, länger keinen Sport mehr betrieben haben oder an einer chronischen Erkrankung leiden.

Sind die gesundheitlichen Voraussetzungen geklärt, können Sie mit dem Training beginnen. Schon ein

- Stärkung des Immunsystems
- Verringerung des Darmkrebs- und Prostatakrebsrisikos
- Gewichtsreduktion
- Anregung des Fettstoffwechsels
- Ansteigen der (guten) HDL-Cholesterinwerte
- Absinken der (schlechten und gefährlichen) LDL-Cholesterinwerte
- Minderung des Herzerkrankungsrisikos
- Senkung des Bluthochdruckrisikos
- Verringerung des Risikos eines frühzeitigen Todes durch Schlaganfall
- Verbesserung der Durchblutung aller Organe -einschließlich des Gehirns
- Erhöhung der maximalen Sauerstoffaufnahme
- Senkung der Anfälligkeit für Infektionen
- Vorbeugung von Knochenschwund
- Stärkung von Muskeln, Sehnen und Bindegewebe

- Verbesserung der Kurzzeitgedächtnisleistung
- Erhalt und Verbesserung der Libido und der Sexualität
- Stimulation der Hormonproduktion
- Verringerung von Angstzuständen
- Überwindung von Depressionen
- Stärkung des Selbstbewusstseins
- Bessere Bewältigung von Stresssituationen
- Verbesserung der allgemeinen Leistungsfähigkeit, beispielsweise im Beruf
- Sicherung eines unabhängigen Lebensstils bis ins hohe Alter
- Erhöhung der Lebensqualität

kurzer Spaziergang tut dem Körper gut. Wenn man ihn mit allmählicher Belastungssteigerung zunehmend beansprucht, werden dementsprechend Kraft und Widerstandsfähigkeit anwachsen. Und auch die Seele profitiert: Nach einer Anstrengung ist man zwar müde, aber gut gelaunt und ausgeglichen.

8.1 Fitness: Was ist das?

Ein Allerweltsbegriff, der geradezu inflationär gebraucht wird. Das Wort „fit" kommt aus dem Englischen und bedeutet „geeignet" oder „passend". Aber passend wofür?

Der Gewichtheber ist fit für das Stemmen schwerer Eisenscheiben, der Langläufer fit für einen Marathon. Manch einer ist „fit for fun" und andere sind fit für Kreuzworträtsel oder das Schachspiel.

Fitness ist jedoch mehr, denn letztlich bedeutet sie eine umfassende geistige und körperliche Leistungsfähigkeit. Wir wollen fit fürs Leben werden und vor allem möglichst lange bleiben. Körperlich fit ist man, wenn die fünf motorischen Grundfähigkeiten - Ausdauer, Kraft,

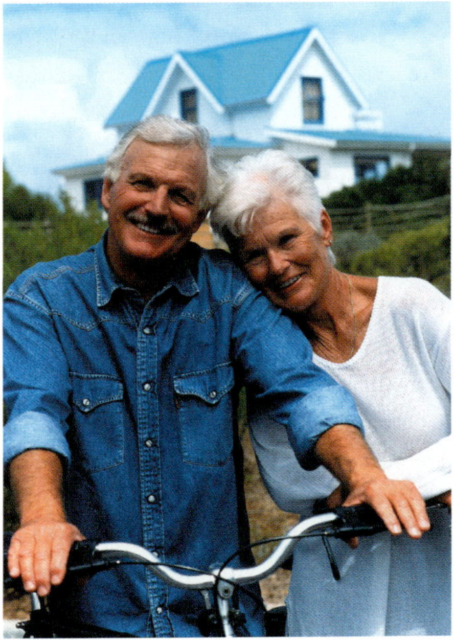

Schnelligkeit, Beweglichkeit und Koordination – gut und ausgewogen entwickelt sind. Körperlich und mental fit ist derjenige, der sich darüber hinaus gut konzentrieren und ebenso gut entspannen kann, der sich ausgewogen ernährt und tief schläft. Beides bedingt sich gegenseitig. Ausdauertraining lässt den Menschen insgesamt ruhiger und kreativer werden, es befähigt ihn, mit Stress besser umzugehen. Wer regelmäßig trainiert, hat einen tieferen Schlaf und ist dadurch tagsüber ausgeruht. Wer sich gut ernährt, ist sowohl geistig als auch körperlich leistungsfähiger. Kluge Freizeitsportler trainieren nicht einseitig, sondern berücksichtigen möglichst viele Komponenten der Fitness.

Fitness und Lebensqualität sind untrennbar miteinander verbunden. Nur derjenige, der wirklich gesund und fit ist, wird sein volles Potenzial ausschöpfen können, körperlich ebenso wie geistig. Wer Verantwortung für den eigenen Körper übernimmt und ihn täglich aufs Neue fordert, stärkt nicht nur seine Leistungs- und Widerstandsfähigkeit, sondern auch sein Selbstvertrauen. Eine Investition in diesem Bereich, die Außenstehenden als Einschränkung erscheinen mag, bedeutet in Wirklichkeit eine allgemeine Erweiterung des Horizonts.

8.2 Test: Wie fit sind Sie wirklich?

Die Antworten auf die nun folgenden Testfragen sollen Ihnen dabei helfen, Ihre derzeitige körperliche Verfassung richtig einzuschätzen und herauszufinden, auf welchem Level Sie trainieren sollten. Beschwindeln Sie sich nicht selbst dabei und halten Sie die Ergebnisse schriftlich fest.

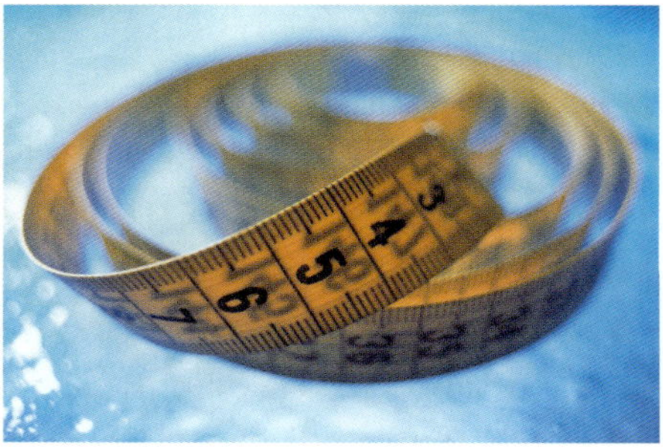

1) Body Mass Index (BMI)

Der Body Mass Index setzt Ihr Gewicht in Beziehung zu Ihrer Körpergröße. Aus ihm können Sie ersehen, wie es derzeit um Ihre Figur bestellt ist. Teilen Sie Ihr Körpergewicht (in Kilogramm) durch Ihre Körpergröße (in Metern) zum Quadrat. Angenommen Sie wiegen 85 kg und sind 1,80 m groß, dann nehmen Sie als Erstes Ihre Körpergröße zum Quadrat (1,80 x 1,80 = 3,24). Wenn Sie jetzt Ihr Körpergewicht von 85 kg durch 3,24 teilen, kommen Sie auf einen BMI von 26,2.

a) BMI = 26,1 oder mehr
b) BMI = 21-26
c) BMI = bis zu 20,9

2) Liegestütz

Dieser Test misst, wie kräftig Ihr Oberkörper ist. Machen Sie innerhalb einer Minute so viele Liegestütze wie möglich. Wenn Sie eine Minute nicht durchhalten können, dann zählen Sie bitte nur die Liegestütze, die Sie korrekt ausgeführt haben.

Kurzbeschreibung:

Stützen Sie Ihre Hände direkt unter Ihren Schultern auf, die Finger zeigen nach vorn. Oberkörper und Beine bleiben gestreckt, der Kopf in gerader Verlängerung der Wirbelsäule. Beugen Sie nun die Arme zu einem 90°-Winkel und senken Sie dabei den Körper ab. Achten Sie bitte darauf, dass Sie in der Hüfte nicht abwinkeln. Nun drücken Sie sich wieder in die Ausgangsposition hoch.

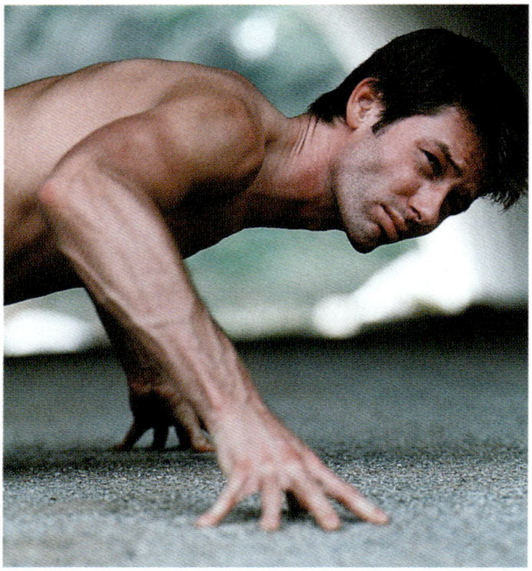

Atmen Sie richtig: Beim Absenken ausatmen und beim Hochdrücken einatmen.

a) 9 oder weniger Liegestütze
b) 10-30 Liegestütze
c) 31 oder mehr Liegestütze

3) Beugen und Dehnen

Mit dieser Aufgabe wird die Beweglichkeit der Wirbelsäule und die Dehnfähigkeit im Beinbereich überprüft.

Kurzbeschreibung:

Setzen Sie sich angelehnt an eine Wand, die Beine strecken Sie geschlossen nach vorne aus. Beugen Sie nun den Oberkörper weitmöglichst vor und stellen Sie fest, wo Ihre Fingerspitzen die Beine noch berühren können.

a) auf Oberschenkelhöhe
b) kurz hinter den Knien
c) am Schienbein und darüber hinaus

4) Bauchpresse

Dieser Test prüft Ihre Bauchmuskeln. Machen Sie so viele Bauchpressen wie möglich. Pausieren Sie, wenn nötig, aber achten Sie auf eine korrekte Ausführung.

Kurzbeschreibung:

Legen Sie sich auf den Rücken, die Beine sind rechtwinklig gebeugt. Die Hände befinden sich in Höhe der Ohren. Zwischen Kinn und Brust sollte ein Apfel Platz haben. Während

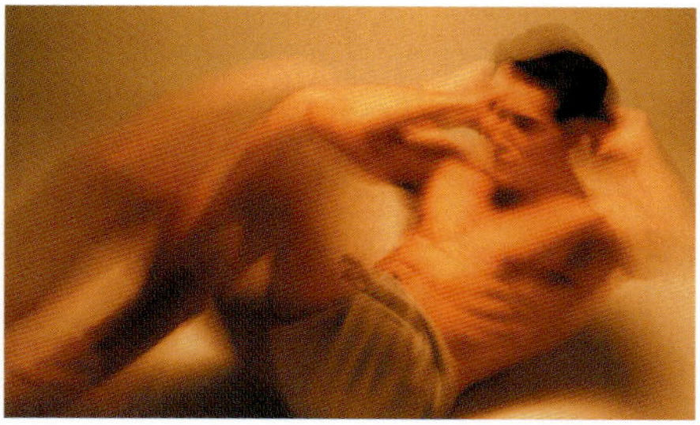

die Wirbelsäule auf dem Boden bleibt werden die Schultern abgehoben. Bauchmuskeln dabei anspannen. Dann wieder langsam in die Ausgangsposition absenken.
Atmung: Beim Hochkommen aus- und beim Absenken einatmen.

a) 24 oder weniger Bauchpressen
b) 25-45 Bauchpressen
c) 46 oder mehr Bauchpressen

5) Taillen-Hüft-Relation

Dieser Test ermittelt, wie sich das Fett an Ihrem Körper verteilt. Messen Sie zunächst den Hüftumfang (direkt über dem Schambein). Danach messen Sie Ihren Taillenumfang (direkt über dem Bauchnabel). Teilen Sie dann Ihren Taillenumfang durch Ihren Hüftumfang.

a) Relation über 0,95
b) Relation 0,81-0,94
c) Relation unter 0,8

6) Drei Minuten steppen

Bei diesem Test prüfen Sie, wie fit Ihr Herz-Kreislauf-System ist. Suchen Sie sich eine Stufe oder eine Bank, die etwa 40 cm hoch ist. Steigen Sie drei Minuten lang etwa dreißigmal pro Minute auf und ab. Versuchen Sie die ganze Zeit über normal zu atmen. Danach messen Sie 15 Sekunden lang Ihren Puls und multiplizieren die Anzahl der Pulsschläge mit 4.
Das ergibt Ihre Herzfrequenz pro Minute (bpm).

Kurzbeschreibung:
Stellen Sie sich direkt vor die Stufe oder die Bank. Steigen Sie mit einem Bein auf. Setzen Sie die ganze Fußsohle auf und behalten Sie unbedingt eine aufrechte Position bei. Das zweite Bein ziehen Sie nach, so dass Sie mit beiden Füßen auf der Erhebung stehen. Setzen Sie dann die Füße nacheinander wieder herunter und rollen Sie dabei von den Zehen bis zur Ferse ab.

a) 157 oder mehr bpm
b) 131-156 bpm
c) 120-130 bpm

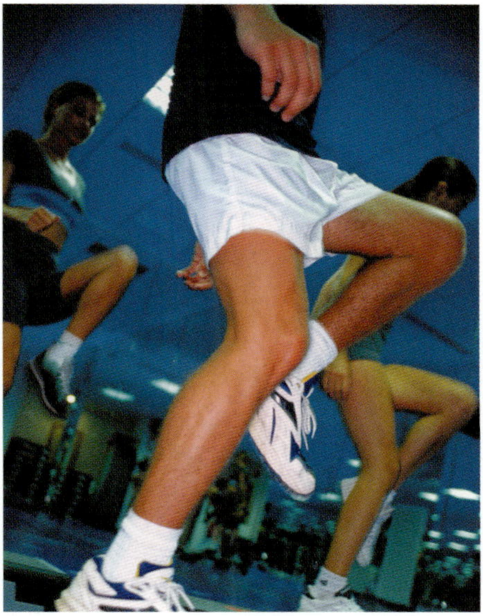

Testauswertung - jetzt wird's ernst:

1	a) 3 Punkte b) 6 Punkte c) 9 Punkte	**2**	a) 3 Punkte b) 6 Punkte c) 9 Punkte	**3**	a) 3 Punkte b) 6 Punkte c) 9 Punkte
4	a) 2 Punkte b) 5 Punkte c) 9 Punkte	**5**	a) 1 Punkt b) 6 Punkte c) 12 Punkte	**6**	a) 1 Punkt b) 9 Punkte c) 1 Punkt

Ein Ergebnis zwischen 10 und 20 Punkten bedeutet, dass Sie einige ernsthafte Veränderungen Ihrer Lebensgestaltung vornehmen sollten. Wahrscheinlich ist das Ergebnis darauf zurückzuführen, dass Sie Ihren Körper und Ihre Gesundheit lange Zeit vernachlässigt haben. Seien Sie ehrlich mit sich selbst und nutzen Sie die Möglichkeit, wirklich etwas zu verändern. Absolvieren Sie ein sportliches Programm auf unterstem Verausgabungs-Level. Sie werden sehen, dass sich Ihre Lebensqualität enorm verbessern wird.

Ein Ergebnis zwischen 21 und 40 Punkten heißt, dass Sie durchschnittlich fit sind. Wahrscheinlich betreiben Sie bereits Sport. Sie sollten weiterhin Ihr Training regelmäßig durchführen, um Gesundheitsproblemen in der Zukunft effektiv vorzubeugen. Greifen Sie ruhig einige Anregungen von uns auf und integrieren Sie diese in Ihr sportliches Programm.

Ein Ergebnis zwischen 41 und 57 Punkten bescheinigt Ihnen eine ausgezeichnete Kondition. Sie sind sehr zielgerichtet und treiben sicherlich schon seit Jahren regelmäßig Sport. Lesen Sie aber bitte weiter. Das kann Ihnen helfen, nicht nachzulassen und neue Ziele, die Sie sich vornehmen, auch zu erreichen.

8.3 Ausdauer: Ein Allheilmittel?

Aerobes Training erhöht den Sauerstoffverbrauch und gleichzeitig die Sauerstoffaufnahmefähigkeit, so dass auch unter Belastung nicht mehr Sauerstoff verbraucht wird, als dem Organismus zugeführt werden kann. Aerobes Training hilft dem Körper, Energie zu verbrennen, und stärkt das Herz. Es ist für optimale Fitness unverzichtbar. Um mit dem aeroben Training die bestmöglichen Wirkungen zu erzielen, müssen wir im Rahmen unserer optimalen Trainings-Herzfrequenz trainieren.

Die optimale Herzfrequenz

Sie müssen, abhängig von Alter und Ruheherzfrequenz, Ihr persönliches Belastungsoptimum errechnen. Ihre maximale Herzfrequenz errechnen Sie, indem Sie von der Zahl 220 Ihr

Berechnen Sie die optimale Herzfrequenz /Z/

50-jähriger Breitensportler	**Herzfrequenz**	**20-jähriger Leistungssportler**
220 - 50 = **170**	**Maximal (X)** 220 - Alter	220 - 20 = **200**
70	**In Ruhe (Y)**	**60**
170 - 70 = **100**	**Optimal (Z)** X - Y	200 - 60 = **140**
100 x 2/3 = **67**	**Trainingsempfehlung (V)** 2/3 Z bzw. 3/4 Z	140 x 3/4 = **105**
70 + 67 = **137**	**Empfehlung für Dauerlauftraining** Y + V	105 + 60 = **165**

Lebensalter abziehen/subtrahieren. Um die angemessene Herzfrequenz für Ihr Training zu bestimmen, messen Sie zuerst Ihren Ruhepuls – am besten morgens nach dem Aufwachen.

Welche Trainingsarten gibt es?

Wählen Sie beim Ausdauertraining eine Sportart, die Ihnen Spaß macht, und berücksichtigen Sie Ihre körperliche Konstitution und Verfassung. Ideale Formen eines Kreislauftrainings sind: Walking, Schwimmen, Rudern, Radfahren, Nordic-Walking und Langlaufen. Ballspiele sind als Ausdauertraining nicht sehr wirkungsvoll und bergen außerdem ein erhöhtes Verletzungsrisiko.

Das Ausbleiben angemessener Bewegungsreize verursacht Rückbildungsprozesse in verschiedenen Organsystemen und eine Verminderung der Leistungsfähigkeit.

Dies trifft auch auf die durch Training erworbene Leistungsfähigkeit zu: Jede Unterbrechung des Trainings führt zu einem Verlust erworbener Trainingseffekte.

Joggen: Gut für die Männergesundheit?

Mehr Sauerstoff ist eine der wesentlichen Lebensquellen. Wer täglich im aeroben Bereich trainiert, also beispielsweise abhängig vom Trainingszustand langsam joggt oder schnell geht, wird seinen Körper allmählich und schonend dazu bringen können, immer mehr Sauerstoff zu verarbeiten. Daher ist neben dem zügigen Gehen auch Power-Walking genannt, das Joggen, also das langsame Traben bei angepasster Herzfrequenz, zu empfehlen.

Bei Übergewicht aufs Laufen verzichten

Bei 40 kg Übergewicht sollte man auf das Lauftraining verzichten! Die Schäden am Skelett, die durch die erhöhte Belastung entstehen, stehen in keiner Relation zum Trainingseffekt des Fettstoffwechsels und des Herz-Kreislauf-Systems. Die Knorpelzellen der Gelenke ebenso wie die Bandscheiben sind für derartige Belastungen nicht ausgelegt. Und was nützt ein gut trainierter Kreislauf, wenn dann die Gelenke kaputt sind?
Daher sollte bei Übergewichtigen ein Ausdauertraining eher auf dem Fahrrad oder im Schwimmbad erfolgen.

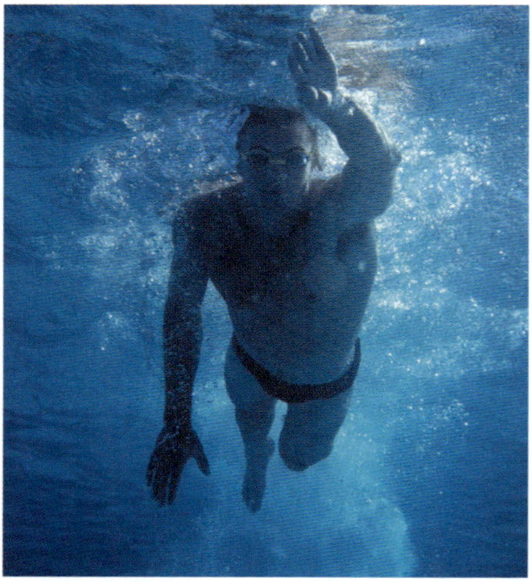

Power-Walking: Die goldene Alternative

Das Geheimnis für ein „gesundes Altern“ ist offensichtlich das Vermeiden von Extremen: Keine übermäßig anstrengende Bewegung!

Nordic-Walking: Der neue Trend aus Skandinavien

Beim Nordic-Walking bewirkt die Arm-Stockarbeit eine erweiterte Beanspruchung des Muskelapparates, eine Steigerung der Pulsfrequenz, des Stoffwechsels und einen erhöhten Energieumsatz. Walking mit Stöcken schont die Gelenke (besonders bei übergewichtigen Personen) und stärkt zudem die Schulter-Rücken- und Brustmuskulatur. Es verbessert die aerobe Fitness und löst Muskelverspannungen im Nacken und in der Schulterregion.

8.4 Kraft bis ins hohe Alter!

Die Kraft der Skelettmuskulatur kann als Basis jeglicher Mobilität und Bewegung angesehen werden. Ohne Kraft ist selbst das normale Gehen nicht möglich! Der 80-Jährige schlurft beispielsweise mit seinen Füßen über den Boden, wenn ihm die Kraft fehlt, das eine Bein vom Boden zu heben und mit der Muskulatur des anderen sein Gleichgewicht zu halten.
Die Muskelkraft verringert sich ab dem 40. Lebensjahr um zirka 1,5 % pro Jahr.
Beim Mann ist die maximale Muskelkraft mit der zweiten Lebensdekade erreicht. Bei nicht trainierenden Menschen ist ein Abfall der

Muskelmasse zwischen dem 20. und 70. Lebensjahr um etwa 20 - 40 % zu beobachten. Durch die hohe Stoffwechselaktivität des Muskels kommt es bei einem Verlust von Muskelmasse zu einer Verringerung des Ruheumsatzes. Das erklärt – bei gleichbleibendem Essverhalten – die Zunahme des Körpergewichtes und vor allem des Körperfettanteils im Alter. Durch Krafttraining können organisch gesunde Menschen bis jenseits der siebten Lebensdekade den altersbedingten Kraftverlust verlangsamen.

Widerstandstraining und Körpergewicht

Ob Sie Gewicht verlieren oder zunehmen möchten, ob Sie Ihre Knochen stärken oder Fett verbrennen wollen: Widerstandstraining oder Gewichtstraining werden Ihnen dabei helfen – sie sind der Schlüssel zum Erfolg. Muskeln verbrennen die meiste Energie im Körper, und je mehr sie beansprucht werden, desto mehr Energie wird verbrannt. Wer regelmäßig trainiert, sich dabei auf eine aerobe Belastung z.B. beim Laufen oder Schwimmen beschränkt, kommt irgendwann zwangsläufig an einen Punkt, ab dem kein Gewichtsverlust mehr stattfindet, kein Fett mehr verbrannt wird. Muskeln bestehen aus tausenden kleinster Gewebefasern, die inaktiv werden, wenn man sie nicht beansprucht. Bei unseren alltäglichen Verrichtungen beanspruchen die meisten von uns gerade einmal 40 Prozent ihres Muskelgewebes. Widerstandstraining erhöht auch den Grundumsatz, der die Körperfunktionen aufrecht- und den Menschen am Leben erhält. Ein erhöhter Grundumsatz bedeutet, dass man sogar in Ruhe mehr Kalorien verbrennt, also auch dann, wenn man einfach nur dasitzt.

Verbreitete Vorurteile

Es wird höchste Zeit, einige überaus populäre Vorurteile auszuräumen, die sich auf Gesundheit und Fitness beziehen:

„Muskeln werden zu Fett, sobald man nicht mehr trainiert."

Da Muskeln und Fett aus völlig unterschiedlichen Geweben bestehen, ist es biologisch gar nicht möglich, dass sich das eine in das andere umwandelt. Es trifft zwar zu, dass man Fett ansetzt, wenn man mit dem Trainieren aufhört. Das kommt jedoch daher, dass sich die Muskeln zurückbilden, wenn sie nicht ausreichend beansprucht werden. Wegen der verringerten Muskelmasse kann der Körper die ihm zur Verfügung gestellte Energie dann nicht mehr in gleicher Menge verbrennen und neigt dazu, mehr Fett anzusetzen.

„Gewichtstraining macht ein Muskelpaket aus mir."

Viele glauben, dass Training mit Gewichten zu einer übermäßigen Ausbildung der Muskulatur führt.
Es ist aber für die meisten Männer eher schwierig, Muskelgewebe aufzubauen. Wer einem abwechslungsreichen Trainingsplan folgt und dabei unterschiedliche Muskelpartien beansprucht, entwickelt sich keineswegs zu einem Bodybuilding-Typ, sondern entwickelt einen attraktiven, durchtrainierten Körper.
Merke:
Falls man am gleichen Tag aerobes Ausdauertraining und Widerstandstraining durchführen möchte, muss man auf die Reihenfolge achten: Erst Widerstandstraining, danach das aerobe Training!

Muskelauf- und Muskelabbau

„Wie gewonnen, so zerronnen!" – Im Fitnesstraining bedeutet das: Wer seine Muskeln nicht immer wieder neu fordert, lässt sie verkümmern. Ihr Körper arbeitet wie eine effiziente Maschine, aber er ist dabei auch ganz schön gerissen. Einmal an das Training gewöhnt, passt er sich so

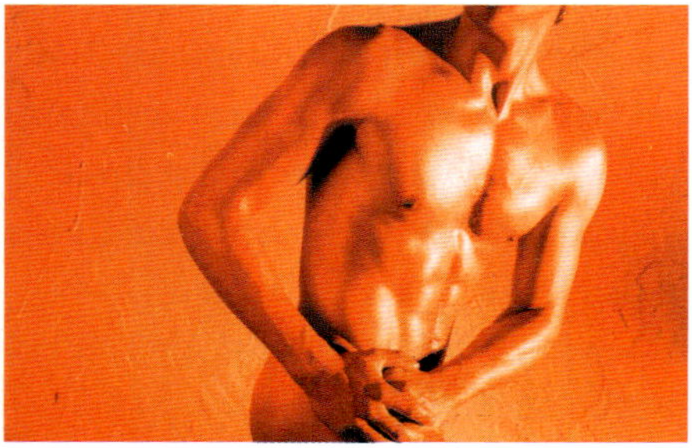

weit an, dass er bei geringerer Anstrengung immer noch dieselbe Leistung erbringen kann. Irgendwann ist dann ein Niveau erreicht, auf dem sich nichts mehr ändert: Sie können beispielsweise jeden Tag dieselbe Strecke laufen und trotzdem nicht fitter werden. Das Gleiche kann Ihnen bei stereotypem Widerstandstraining passieren. Variieren Sie darum die Übungen und den Anstrengungsgrad, mit dem Sie sie ausführen. Wenn Sie die Übungen beibehalten wollen, dann ändern Sie die Reihenfolge und den Anstrengungsgrad.

8.5 Beweglichkeit: „Schön gelenkig bleiben!"

Wer beweglich ist, dem fallen viele alltägliche Verrichtungen leichter. Abgesehen davon beugt man Haltungsschäden vor, die Schmerzen in Rücken, Schultern und Nacken verusachen können. Bei untrainierten Personen nimmt die Flexibilität ab dem 25. Lebensjahr ab, bei Trainierten ab der fünften Lebensdekade. Das Fortschreiten der altersabhängigen Steifigkeit kann durch regelmäßiges tägliches Training abgemildert werden.
Zum Beweglichsein gehört mehr, als sich auf den Boden zu setzen und bei gestreckten Beinen (vielleicht) die Zehen zu berühren. Beweglich sein

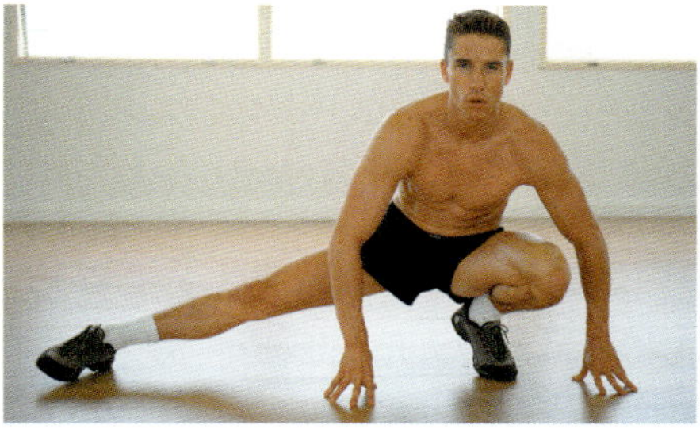

heißt, über einen weiten Bewegungsradius in allen Gelenken sowie über ein hohes Maß allgemeiner Beweglichkeit zu verfügen und eine gute Haltung zu haben. Verlangt die Sportart nach einem erweiterten Bewegungsradius, dehnen Sie insbesondere die beanspruchten Muskelgruppen. Aber, bitte, immer ganz sanft! Auf keinen Fall übertreiben, denn das verbessert die Beweglichkeit bestimmt nicht.
Während sich die Muskeln längen, sollten Sie ganz entspannt in der Dehnung verharren. Versuchen Sie täglich 5-10 Minuten für Dehnübungen zu reservieren. Je älter Sie werden, desto wichtiger ist es, Ihre Beweglichkeit zu erhalten. Arbeiten Sie schon jetzt daran, damit Sie später nicht bereuen müssen, sich nicht rechtzeitig darum gekümmert zu haben.

8.6 Koordination: Der Schlüssel zum Erfolg

Ein willkürlicher Bewegungsablauf wird im Zusammenspiel von zentralem Nervensystem und Skelettmuskulatur ausgeführt, was als Koordination bezeichnet wird.
Bis zum 20. Lebensjahr verbessert sich die Qualität der Koordination auch für nicht speziell geübte Bewegungsabläufe. Die Koordination wie auch andere die Motorik bestimmende Leistungen, z.B. die Gleichgewichtsfähigkeit, die Wahrnehmungs- und Reaktionsfähigkeit, verschlechtern sich mit zunehmendem Alter.
Mit dem 40. Lebensjahr beginnt eine Rückbildung aller genannten Fähigkeiten, wobei der Abbau der Koordination durch gezieltes Training bis ins hohe Alter verlangsamt werden kann. Als überzeugende Beispiele hierfür lassen sich Musiker anführen. Diese Berufsgruppe kann durch tägliches Training bis ins hohe Alter hinein selbst feinste Koordinationsanforderungen (z.B. Klavierspielen) ohne weiteres bewältigen.

8.7 Schnelligkeit: Gift für den Mann ab 35!

Man unterscheidet Grundschnelligkeit und Schnelligkeitsausdauer. Grundschnelligkeit steht für die innerhalb eines Bewegungsablaufes maximal erreichbare Geschwindigkeit. Schnelligkeitsausdauer umfasst die submaximale Belastung, die über eine bestimmte Zeitspanne gehalten werden kann. Gemeinsam ist beiden

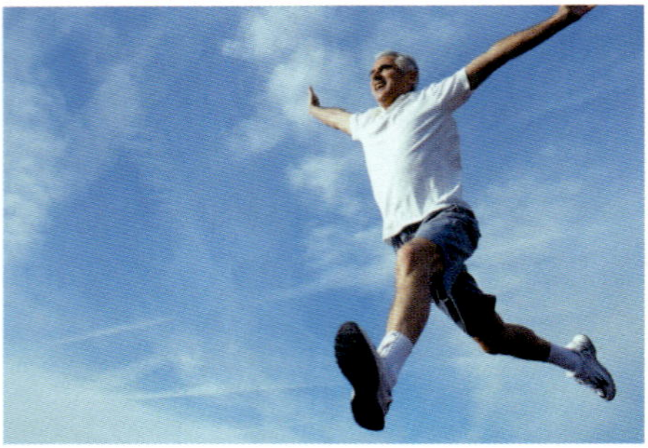

Arten der Schnelligkeit die hauptsächlich anaerobe (ohne Sauerstoff) Energielieferung. Dieser Umstand verursacht eine starke Milchsäureproduktion sowie eine relativ hohe Belastung des Herz-Kreislaufsystems. Unter Berücksichtigung der erhöhten Verletzungsgefahr von Muskeln, Sehnen, Bändern, Gelenken und Knochen bei älteren Menschen sollten derartige Belastungen aus medizinischer Sicht für den Mann ab 35 Jahren, der nicht schon lange Erfahrung mit dieser Belastungsform hat, vermieden werden.

8.8 Training für den ganzen Körper

Ein richtiges Gesundheits- und Fitnessprogramm muss den ganzen Körper einbeziehen. Wenn man sich nur auf eine Problemzone konzentriert, kann das nicht funktionieren. Angenommen, Sie haben eine zu schwache Bauchmuskulatur und setzen alles daran, speziell diese Körperregion zu trainieren; dann entsteht sehr schnell ein Missverhältnis zwischen der Bauchmuskulatur und den übrigen Muskeln, d.h.: Jedes einseitige Training ist unzweckmäßig! Ein gutes Fitnessprogramm muss die inneren wie die äußeren Notwendigkeiten des Körpers gleichermaßen berücksichtigen, indem es richtige Ernährung und gesundheitsbewusste Lebensweise mit Übungen kombiniert, die sowohl Herz und Lunge als auch Muskulatur, Beweglichkeit und Koordination trainieren.

Extreme meiden

Wie in vielen anderen Bereichen gilt auch bei körperlicher Aktivität, dass Extreme vermieden werden sollen. Extreme sportliche Betätigung, das ehrgeizige Anstreben sportlicher Höchstleistungen, ist als Männergesundheits-Programm genauso wenig empfehlenswert wie das bewegungslose körperliche Verharren z.B. vor dem Fernsehapparat.

Richtig Sport treiben

„Lebensqualität zum Nulltarif?" Es ist bekanntlich jedermanns Wunsch, zu essen, worauf man Lust hat und trotzdem kein Gramm zuzunehmen. Jeder möchte vor Kreativität sprühen, vor Vitalität strotzen, ausgeglichen sein und mehr Zeit haben als je zuvor. Den Hausarzt sollen sämtliche Blutwerte begeistern, den Chef die sprudelnden neuen Ideen

	Normalpersonen trainiert	Normalpersonen untrainiert
Ruhepuls (Schläge/min.)	40 - 60	60 - 80
Blutdruck (mmHg)	120 / 65	135 / 78
Vitalkapazität (l)	6,2	5,8
Blutvolumen (beim Mann)	6,0 - 7,4	4,7 - 5,6
Muskelkapillardichte (mm^2)	300 - 500	200 - 300
Körperfett (beim Mann)	6 - 13 %	15 - 25 %

über eine Gehaltserhöhung nachdenken lassen. Im Herbst/Winter will man nicht durch Erkältungen ans Bett gefesselt sein. So oder so ähnlich sehen viele Wunschträume aus. Wenn man dem einmal gezielt nachgeht, wird deutlich, dass es gar nicht gewaltiger Anstrengungen bedarf, um diese Ziele zu erreichen: Schon 20 Minuten Sport 3-mal pro Woche wären ein sehr guter Anfang. Ausdauersport im anaeroben Bereich (mit Eingehen einer Sauerstoffschuld) ist ungünstig, da dabei Sauerstoffradikale produziert und freigesetzt werden. Daher sollte man aerob in dem vorher bestimmten Pulsbereich (siehe Kap. 8.3) trainieren. Krafttraining verhindert generell eine negative Bilanz im Knochenbau, was mit zunehmendem Alter immer mehr an Bedeutung gewinnt, vor allem im Hinblick auf die Prävention von Knochenbrüchen. Es lässt sich zeigen, dass Sport und körperliche Aktivität auf fast alle physiologischen Variablen einen günstigen Einfluss ausüben.

Jedes Sportprogramm, das gut angelegt ist, wird bei den konditionellen und koordinativen Fähigkeiten schon nach drei Monaten positive Effekte ergeben. Zur Vermeidung von Risiken durch Überbelastung sollte Folgendes beachtet werden: Mit der Prävention durch sportliche Aktivität sollte man so früh wie möglich anfangen. Das Trainingspensum sollte nur langsam gesteigert werden, da sich die Anpassungsfähigkeit des Körpers an neue, höhere Bedingungen erst allmählich einstellt. Empfehlungen für moderates Training kann man folgendermaßen zusammenfassen:

Häufigkeit	3 - 5-mal pro Woche
Verteilung	60 % Ausdauertraining, 30 % Krafttraining, 10 % Gymnastik (Beweglichkeitstraining)
Intensität	60 - 80 % der max. Herzfrequenz
Dauer	20 - 60 Minuten

Neben all den positiven Auswirkungen von sportlicher Aktivität auf die inneren Organe und den Körper insgesamt sollte auch der psychische Aspekt nicht unerwähnt bleiben. Durch ein individuell angemessen gestaltetes Trainingsprogramm wird eine Steigerung der Leistungsfähigkeit und Belastbarkeit des Menschen erzielt. Der Körper wird straffer und ansehnlicher, was automatisch das physische und soziale Wohlbefinden fördert. Die psychische Belastbarkeit nimmt zu, die psychische Belastung selber dagegen nimmt ab. Durch eine vermehrte Serotoninausschüttung kann Sport sogar als Antidepressivum wirken.

9. Wellness und Geist: Fit im Körper und im Kopf

„Stress!“ – Einer der Hauptgedanken, wenn man unter Zeitmangel und Leistungsdruck gerät. Sobald man unter Stress steht, läuft im Körper ein immer gleich bleibendes Muster ab. Das Nervensystem wird heftig angeregt und läuft auf Hochtouren.

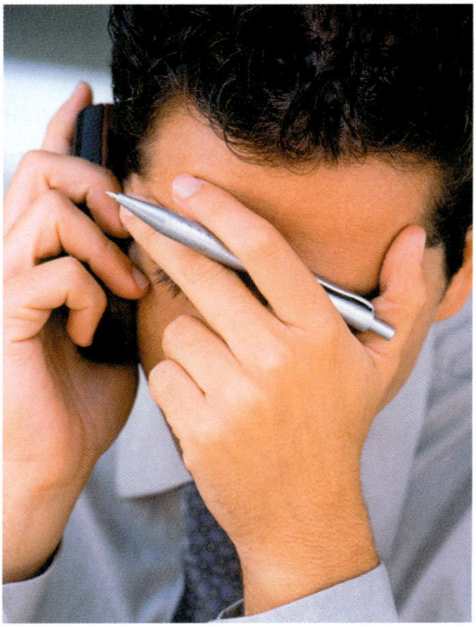

Blutdruck und Herzschlag steigen, es kommt zu Schweißausbrüchen. Eine der stärksten Waffen, die wir zur Verfügung haben, um die Gesundheit zu erhalten und den natürlichen Alterungsprozess zu vermindern, ist die Reduktion von Stress.

Denn durch Stress wird ein Hormon produziert, das einen außerordentlichen Alterungsprozess auslösen kann: Cortisol.

Cortisol spielt eine Rolle bei mehr als einem Dutzend degenerativer Krankheiten. Stress an sich ist nicht unbedingt etwas Schlechtes. Der so genannte „Eustress” (Glücksstress) kann sich auf das Wohlbefinden sogar positiv auswirken, solange es nicht an Erholung mangelt. Sobald die Erholung zu kurz kommt, wird der

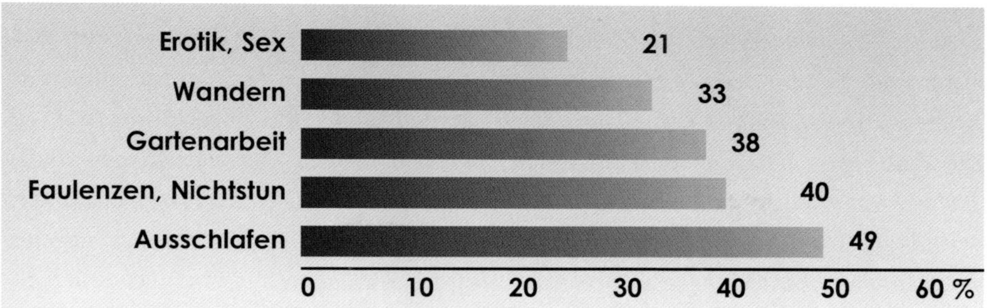

Welche Freizeitaktivitäten haben Sie in der letzten Woche oder am Wochenende bevorzugt?

Stress ab einem gewissen Grad gesundheitsschädigend: Höchste Zeit etwas zu tun, damit aus den eventuell auftretenden Gesundheitsschädigungen keine irreparablen Schäden werden. Die Entspannungsreaktionen lassen sich durch viele unspezifische Reize, Situationen, Gedanken, Medikamente und auch durch Entspannungstechniken auslösen. Hat man solche Entspannungstechniken erlernt, so ist man in der Lage, Entspannungsreaktionen bewusst hervorzurufen. Es gibt viele Möglichkeiten, die beim Abschalten helfen können. Zu den anerkannten Verfahren der Schulmedizin zählen Hypnose, autogenes Training, progressive Muskelrelaxation und Biofeedback. Generell kann man sagen, dass ein hohes Maß an Gelassenheit dem Allgemeinbefinden nutzt und die Leistungsfähigkeit fördert – sowohl im Sport als auch bei der Arbeit.

Es wurde festgestellt, dass sich die Muskulatur in Stresssituationen anspannt und in Entspannungsphasen lockert. Diese Entspannungsreaktion der Muskulatur kann willentlich hervorgerufen werden. Die progressive Relaxation löst bei etwas Übung eine tiefe Ruhe aus; sie ist im therapeutischen

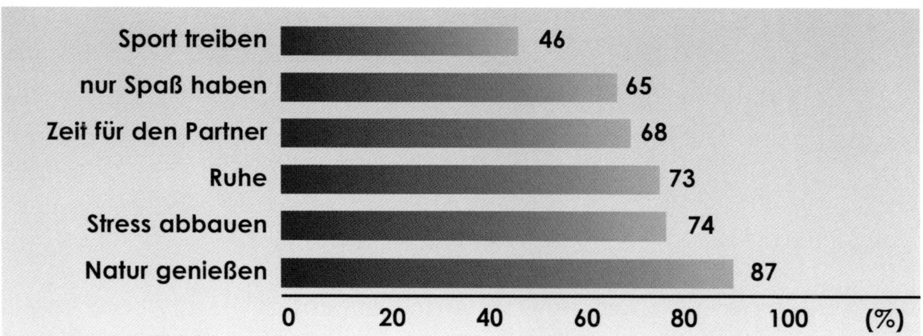

Welche Wünsche und Erwartungen verbinden Sie mit ihrer nächsten Urlaubsreise?

und präventiven Bereich anwendbar. Umfragen beschreiben eine weit verbreitete Sehnsucht nach Ruhe. Die meisten Menschen möchten an freien Tagen vor allem erst einmal ausschlafen dürfen, im Urlaub den Stress des Alltags abbauen.

Vielen Menschen mangelt es an der Fähigkeit, sich zu erholen. Als Grund dafür wird die starke Konsum- und Eventorientierung in der heutigen Gesellschaft angesehen. Etwa zwei Drittel aller Berufstätigen können nach der Arbeit nicht abschalten. Müßiggang sollte daher nicht als „Vertrödeln von Zeit", sondern als „Zeitgewinn für Selbstfindung und Entspannung" genutzt werden. Gesundheitswissenschaftler vertreten sogar die Auffassung, dass regelmäßige Mußestunden Krankheiten vorbeugen und den vorzeitigen Verschleiß des Körpers verhindern.

Wahre Muße, das zweckfreie spielerische Sichtreibenlassen, bei dem Zeit keine Rolle spielt, scheint man neu lernen zu müssen.

Hoch geschätzt hat man das schon in der Antike: Sokrates, Cicero und Aristoteles hielten die Muße für den wertvollsten Besitz und nannten sie „Schwester der Freiheit".

Muße lässt sich nicht schematisch definieren. Für jeden Menschen bedeutet Muße etwas anderes.

Man sollte sich also die Frage stellen, was man am liebsten tun würde, wenn man hier und jetzt völlig frei wäre.

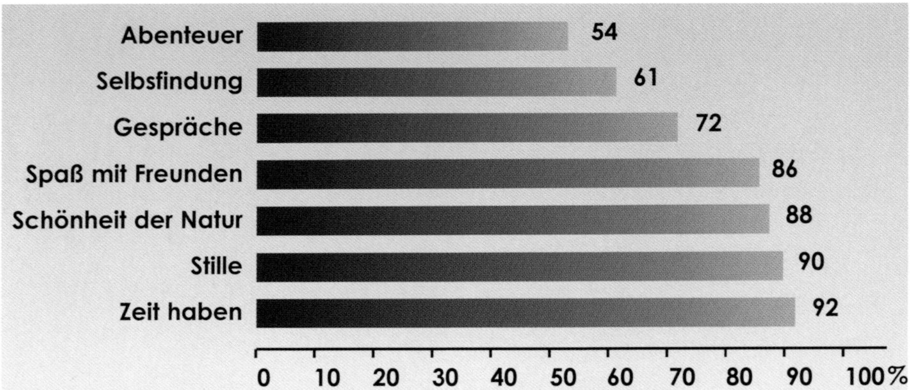

Was würden Sie bevorzugt genießen, wenn Sie hier und jetzt völlig frei wären?

Das wirkliche Leben erfüllt sich nur dann, wenn man die Uhr vergessen darf. In der nebenstehenden Übersicht sind einige Hinweise zusammengestellt, wie man zu mehr Zeitwohlstand kommt.

- Seien Sie langsam: Das Schnelle ist nicht notwendigerweise besser als das Langsame. Es ist sinnvoll herauszufinden, wo im Leben Langsamkeit produktiver ist. Durch Nichtstun lässt sich übrigens auch viel Zeit sparen.
- Warten Sie ab: Warten ist nicht immer verlorene Zeit. Häufig spart es Kosten und Energie. Will man den richtigen Augenblick erwischen, muss man warten können.
- Machen Sie Pausen: Nur mit Hilfe von Pausen können wir Einteilungen vornehmen. Durch Pausen lassen sich Anfang und Ende bestimmen. Pausen sind notwendig, um die Orientierung nicht zu verlieren.
- Gehen Sie Umwege: Wer Umwege geht, kann Neues entdecken, kann andere, eventuell produktivere Wege zum Ziel finden. Der Umweg ist der Königsweg zu Kreativität und Innovation.
- Zeit ist nicht in jedem Fall Geld: Nicht jede Aktivität ist auf Heller und Pfennig berechenbar. Die Motivation der Arbeitenden lebt von der Liebe zur Arbeit. Und die Liebe zur Arbeit benötigt andere Zeitmuster als lieblose Arbeit. Der Wert eines Gesprächs lässt sich nicht mit der Uhr messen.
- Investieren Sie gesparte Zeit: Die Zeit, die man durch beschleunigte Abläufe spart, kann man dort nutzen, wo es darum geht, sich mehr Zeit zu nehmen. Wer gesparte Zeit immer nur dazu nutzt, um noch mehr Zeit einzusparen, erzeugt Widerstand, der wiederum viel Zeit kostet.
- Leben Sie rhythmisch: Rhythmen entlasten von der Tyrannei permanenten Entscheidungsdrucks. Flexibilität benötigt rhythmische Arbeits- und Lebensformen, wenn sie nicht zu Orientierungslosigkeit führen soll. Rhythmen verringern Aufwand und Energie.
- Vergessen Sie das Zeitmanagement: Zeitmanagement entlastet nicht vom Zeitdruck. Häufig wächst dieser gerade durch Zeitmanagement. Nur jene, die nicht über Zeit nachdenken, sind frei von Zeitdruck.
- Vergessen Sie die Uhrzeit! Für Fortgeschrittene noch ein spezielles Umlernangebot (es stammt vom Münchener "Philosophen" Karl Valentin): "Schauen Sie morgens, wenn Sie aus dem Hause gehen, auf die nächstliegende Kirchturmuhr und merken Sie sich die Zeit für den ganzen Tag."
- Machen Sie Urlaub vom Zeitdruck: Vergessen Sie, wenn Sie in den Urlaub fahren, als Erstes einmal Uhr und Handy.

9.1 Was ist Wellness?

Der Begriff „Wellness“ wurde in Amerika geprägt. Er bedeutet das Gegenteil von „Illness“ (Krankheit). Allerdings ist Wellness mehr als nur das einfache Fehlen von Krankheit: Es ist ein idealer Gesundheitszustand von Körper, Geist und Seele. Wellness wird deshalb auch als ganzheitliches Wohlbefinden bezeichnet. Körper, Geist und Seele befinden sich im Gleichgewicht, man fühlt sich gesund, fit und glücklich. Wellness ist eine Lebensweise, bei der man körperliche, mentale und spirituelle Anteile unterscheiden kann.

Aromatherapie

Die Wahrnehmung von Düften belebt die Sinne und wirkt positiv auf die Gesundheit. Aromaöle entfalten ihre Wirkung besonders gut in Verbindung mit Massagen, wodurch sie den Energie- und Lymphfluss ins Gleichgewicht bringen und die Abwehrkräfte des Körpers stärken.

Ayurveda

Es handelt sich um ein aus Indien stammendes Naturheilverfahren, das als das älteste der Welt gilt. Das Wort selbst bedeutet übersetzt so viel wie „Das Wissen über das lange Leben“. Die gestörte Harmonie des Menschen soll wiederhergestellt bzw. neu ausbalanciert werden.

Bachblütentherapie

Diese Therapie soll über die Psyche auf den Körper wirken und dessen eigene Kräfte stärken, um Krankheiten besser bewältigen zu können. Man geht davon aus, dass jede der 37 Pflanzen, die zu Essenzen verarbeitet werden, ihre Information an das Energiesystem des Körpers weitergibt und so dazu beiträgt, belastende seelische Zustände, wie z. B. Angst, Kontakt- oder Konzentrationsprobleme, Unsicherheit, Schlafstörungen u.s.w., zu lösen oder leichter zu bewältigen.

Massagen

Es gibt verschiedene Massageformen, durch die Muskelverspannungen gelöst, die Durchblutung angeregt und der Stoffwechsel aktiviert werden sollen.

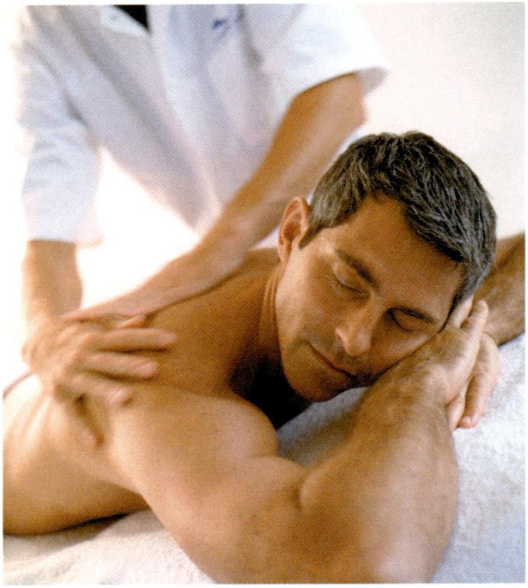

9.2 Entspannung: Der Weg zum Glück!

Entspannungstechniken

Nach einem stressreichen Arbeitstag will vor allem Ihre Seele gestreichelt werden. Entspannung ist angesagt. Wie auch immer Sie entspannen, wichtig ist, dass Sie abschalten und alles ablegen, was Sie belastet. Versuchen Sie nicht zu lange über schief gelaufene Dinge nachzugrübeln. Versetzen Sie sich durch wohltuende Rituale in eine bessere Stimmung.

Autogenes Training

Autogenes Training zählt zu den Klassikern der Entspannungsverfahren und wird auch als konzentrative Selbstentspannung bezeichnet. Das Wort „autogen“ stammt aus dem Griechischen und bedeutet „aus sich selbst heraus“. Der Grundgedanke beim autogenen Training ist, dass durch die eigene Vorstellungskraft Entspannung psychisch erlebbar werden soll.

Meditation

Meditation ist eine geistige Übung, die durch betrachtende Versenkung das Bewusstsein schärfen soll. Jede Kultur, jede spirituelle Richtung hat ihre eigene Tradition der Meditation.

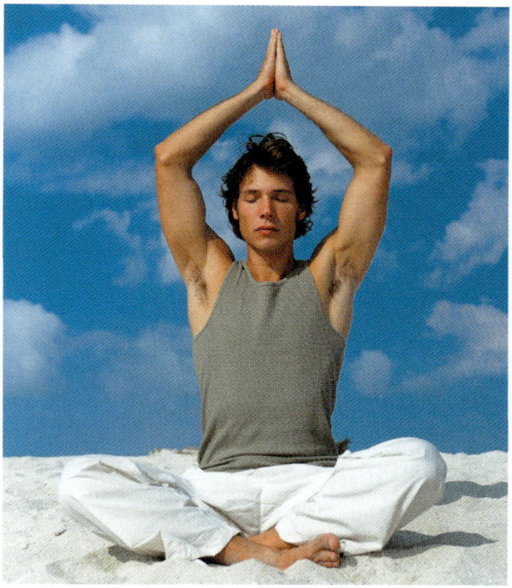

Yoga

Auch beim Yoga gibt es eine Vielfalt an Formen. In der westlichen Hemisphäre ist vor allem der Hatha-Yoga bekannt. Er umfasst ein System von Körperreinigungs- und Atemübungen. In über 80 Körperstellungen setzt der Hatha-Yoga am Körper und am Atem an. Die Übungen werden im Stehen, Sitzen oder Liegen am Boden ausgeführt.

Qi Gong

Qi Gong bedeutet übersetzt „Übungen mit der Lebensenergie“. Die verschiedenen Formen dieser Entspannungstechnik haben das Ziel, Qi, die Lebensenergie, zu kontrollieren und zu stärken.

Feldenkrais

Die Feldenkraismethode hilft Bewegungen und Haltung zu optimieren und eröffnet Möglichkeiten, geistige und körperliche Fähigkeiten auf angenehme und mühelose Weise zu verbessern.

9.3 Gehirnjogging: So bleiben Sie geistig fit

Nichts hält unser Gehirn so gut in Schwung wie konzentriertes Denken. Unser Kopf freut sich immer, wenn er etwas zu tun bekommt. Überforderung wie auch Unterforderung bekommen unserem Gehirn nicht gut. Unsere Konzentration wird oft durch Sorgen, Probleme und Stress blockiert. Denken Sie also ans Denken! Kultivieren Sie Kopfrechnen, betreiben sie Wort- oder Kartenspiele. Alle diese Übungen sollten Sie immer wieder verändern, damit es für den Kopf anstrengender wird. Auch unser Gehirn lässt sich trainieren wie ein Muskel. Eine hervorragende und in mehrfacher Hinsicht nützliche Übung ist das Einprägen von Namen, für viele von uns ohnehin ein Problem, so wichtig es auch im Geschäfts- und Berufsleben ist. Versuchen Sie sich einen für Sie neuen Namen sofort zu merken, wiederholen Sie ihn möglichst oft und binden Sie den Namen in ein Gespräch ein. Dann werden Sie ihn nicht mehr so schnell vergessen. Prinzipiell kann man Gehirnjogging mit körperlichem Sport vergleichen.

Bei beiden muss man sich eben ein bisschen anstrengen. Auch Gehirnjogging sollte jedoch nicht zu anstrengend sein. 5-10 Min. täglich reichen vollkommen aus. Machen Sie es sich noch einmal klar: Unser Gehirn lässt sich formen wie ein Muskel, und Alter steht dem prinzipiell nicht entgegen.

10. Ernährung: Man(n) ist, was man isst

Männer sind in der Regel, wenn es um den gesundheitlichen Wert von Speisen geht, geradezu Analphabeten. Während Frauen eine vitaminreiche Mischkost bevorzugen, ernähren sich Männer einseitig mit dem Schwerpunkt Fleisch bzw. tierische Fette.

Zwar reden in Deutschland hauptsächlich die Frauen über Übergewicht, Ernährung und Figur, tatsächlich übergewichtig sind jedoch in allen Altersklassen eher die schweigenden Männer. Eine richtige Ernährung ist zweifellos eine der

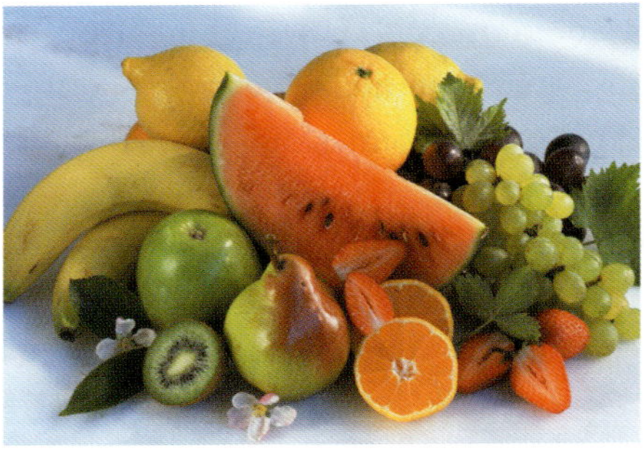

wichtigsten Voraussetzungen zur Vermeidung von chronischen Erkrankungen und für das „gesunde Altern“. Die bedeutendsten Energielieferanten und Grundbausteine in der Ernährung sind Kohlenhydrate, Eiweiß und Fett. Damit ist es jedoch noch nicht genug. Für die komplexen Abläufe und Regulationen unseres Körpers sind zusätzlich Flüssigkeit, Vitamine, Mineral- und Ballaststoffe notwendig. Es gibt allerdings kein einzelnes Nahrungsmittel und auch keine Wunderdiät, in dem, bzw. der alle wichtigen Bausteine in optimaler Zusammensetzung enthalten sind.

Nährstoffe – Kohlenhydrate, Eiweiß, Fett: Der Mix macht's!

Kohlenhydrate

sind verschiedene Formen von Zucker, die rasch über den Darm aufgenommen werden und für Muskeln und Gehirn eine schnelle lebensnotwendige Energiequelle darstellen. Kohlenhydrate kommen in Getreide, Obst oder Kartoffeln vor. Je nach biochemischer Struktur der Kohlenhydrate werden sie schnell oder langsam vom Körper verstoffwechselt.

Eiweiße

(Proteine) können ebenfalls Energie liefern. Sie sind jedoch auch für die Zellteilung, Hormonbildung und Wachstumsprozesse unentbehrlich und letztlich lebensnotwendig. Eine zu eiweißreiche Kost belastet die Nieren und kann zur beschleunigten Alterung von Gefäßen führen. Proteine kommen in tierischen Produkten wie Milch, Fleisch, Käse und Fisch vor.

Fette

oder so genannte Fettsäuren liefern reichlich Energie und dienen in unterschiedlicher Form als Baustoff für Zellen und Hormone. Man unterscheidet gesättigte von ungesättigten Fettsäuren. Einige spezielle Fettsäuren kann der Körper nicht selbst bilden, so dass diese unbedingt über die Nahrung zugeführt werden müssen. Ein Zuviel an Fett wird vom Körper in Depots abgelagert und lässt die Gefäßwände frühzeitig altern.

Vitamine, Spurenelemente, Mineralien

Vitamine, Mineralien und Spurenelemente sind ebenfalls unentbehrlich, um die Körperfunktionen in Gang zu halten. Beispiele sind der Knochen- und Muskelstoffwechsel oder die Nervenleitung. Vitamine und Spurenelemente unterstützen die Wirkung von speziellen Eiweißen (Enzyme) und haben u. a. günstigen Einfluss auf die Zellalterung.

Ballaststoffe

Ballaststoffe sind unverdauliche Bestandteile von pflanzlichen Lebensmitteln. Sie sind wichtig für einen geregelten Stuhlgang. Faserreiche Kost macht satt und verbessert zudem die Fähigkeit des Körpers, Zucker zu verwerten. Außerdem wird durch Ballaststoffe der Cholesterinspiegel gesenkt. Besonders reich an Ballaststoffen sind Roggen, Bohnen, Sprossen aller Art, Leinsamen und Salate. Weißbrot, Toast und Kuchen sind ballaststoffarm, kalorienreich und lassen zudem kaum Sättigungsgefühl aufkommen.

10.1 Grundlagen der richtigen Ernährung

Die entscheidende Regel heißt: „Von allem etwas, und von Obst und Gemüse etwas mehr!“ Jede Mahlzeit sollte im Idealfall zur Hälfte aus Kohlenhydraten bestehen, zu 30 % aus Proteinen und zu 20 % aus Fett. Es gibt weder eine Standardkost noch eine Idealmenge für die Kalorienzufuhr, da die Menschen und die individuellen Bedürfnisse zu unterschiedlich sind. Die beste Diät oder Ernährung ist eine richtig zusammengesetzte Ernährung mit eher geringem Kaloriengehalt. Ihre gesundheitsfördernde Wirkung kann und sollte durch Sport unterstützt werden.

Folgende Grundregeln sind zu beachten:

1. Essen Sie 3-5-mal täglich frisches Obst- und Gemüse in unterschiedlicher Form (z.B. Orangensaft, Spargel, Äpfel, Tomaten etc.).
2. Meiden Sie den regelmäßigen Konsum von Fertigprodukten (z.B. Tiefkühlpizza).
3. Kaufen Sie hochwertige und frische Nahrungsmittel (z.B. Fisch, Saisongemüse).
4. Trinken Sie reichlich Wasser, Milch, Saft oder Tee, über den Tag verteilt etwa 2-3 Liter.
5. Essen Sie Fleisch und Wurst, aber nicht mehr als 2-3-mal wöchentlich.
6. Essen Sie reichlich Ballaststoffe und rohe Beilagen (z.B. Salat, Leinsamen).
7. Lassen Sie sich Zeit beim Essen.

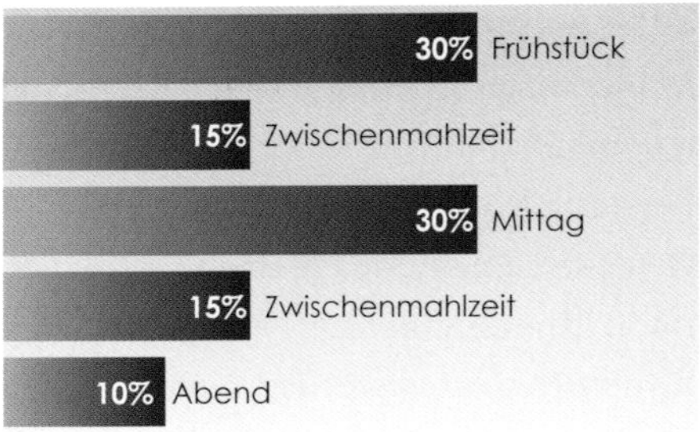

10.2 Kalorien und Altern: Weniger ist mehr!

Man weiß durch Studien, dass eine Kalorienreduktion oder sogar leichtes

Hungern den Alterungsprozess verzögert. Als Modetrend ist sogar im Gespräch, eine Abendmahlzeit in der Woche komplett ausfallen zu lassen, um den Alterungsprozess aufzuhalten (Dinner Cancelling). Gesichert ist, dass die Todesrate durch Herz-Kreislauferkrankungen mit dem Body Body Mass Index (BMI) dort korreliert, wo dieser Übergewicht anzeigt.

Weg mit den Fettpolstern!

Wer Fettdepots abbauen will, muss nicht hungern, sondern bewusster essen und sich mehr bewegen! Für die Kohlenhydratzufuhr gilt, dass nur solche Kohlenhydrate gegessen werden sollten, die langsam resorbiert werden, damit ein anhaltendes Sättigungsgefühl entsteht. Beim Fleischkonsum, den Männer so sehr schätzen, ist darauf zu achten, dass mageres Fleisch und häufiger Fisch mit wenig Soße, aber reichlich fettarmen Beilagen bevorzugt werden. Als Nachtisch ist Obst in jedem Fall geeigneter als Eis oder Gebäck. Kleine, schrittweise Ernährungsumstellungen sind immer besser als Radikalkuren. Setzen Sie sich realistische und gesunde Ziele beim Abnehmen, d.h. nicht mehr als 1-2 kg pro Monat.

10.3 Mediterrane Ernährung ist das Ziel

Unsere Mittelmeernachbarn in Spanien, Frankreich, Italien und Griechenland werden nicht nur vom Klima begünstigt. Sie haben auch eine höhere Lebenserwartung und einige Alterserkrankungen sind hier seltener. Dies liegt zum einem sicher am Klima, zum anderen aber auch an der Lebensweise und vor allem an der Ernährung. Zudem ist in den südlichen Ländern Übergewicht seltener als bei uns. Vor 10 Jahren konnte in einer von der Weltgesundheitsorganisation (WHO) initiierten Studie mit 12000 Probanden gezeigt werden, dass die so genannte Mittelmeerdiät die Herzinfarktrate und die Zahl bestimmter Krebserkrankungen (z. B. Prostatakrebs) senkt. Und das bei vollem Genuss! Wir können dem nacheifern, indem wir die folgenden 5 Grundsätze beherzigen.

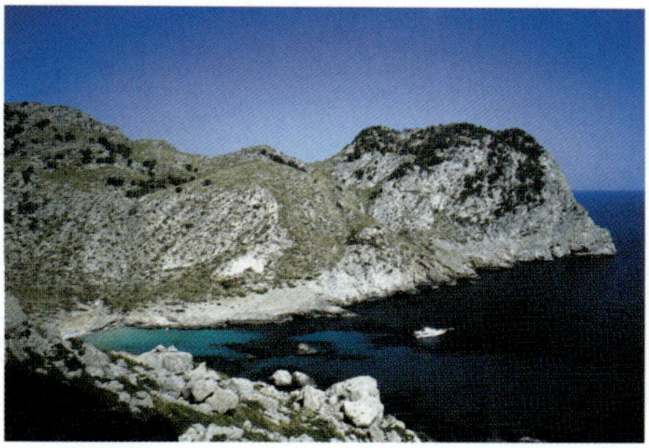

1. Mäßig, aber regelmäßig Fleisch – am besten fettarm

Der Anteil an „rotem“ Fleisch (Schwein, Rind) sollte gering sein – zu bevorzugen sind Lamm, Kaninchen, Geflügel.

2. Viel Fisch

Fisch versorgt uns mit Spurenelementen und wertvollen Fetten für unseren Stoffwechsel. Außerdem ist er besonders leicht verdaulich.

3. Olivenöl, kalt gepresst

Olivenöl enthält sehr viele ungesättigte Fettsäuren. Hierdurch wird das „gute“ Cholesterin (HDL) erhöht und das „schlechte“ Cholesterin (LDL) gesenkt – ein wirksames Mittel gegen den Herzinfarkt!

4. Buntes Gemüse, Tomaten, Zwiebeln und Knoblauch

Gemüse und Obst sind Jungmacher – je mehr, desto besser. Sie wachsen am Mittelmeer überall, aber auch wir können hier durch den Einkauf frischer Waren vom Markt oder Erzeuger aufholen.

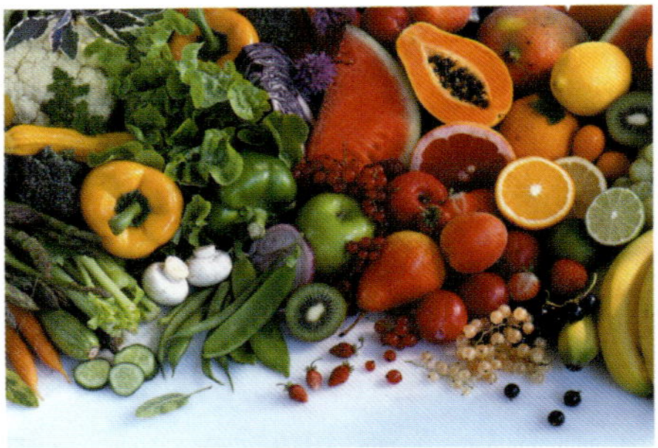

5. Langsame Kohlenhydrate

Südländische Teigwaren schmecken gut und werden vom Körper langsam resorbiert. Sie bremsen den Appetit auf Fett und Kuchen.

11. Glossar

Aerobes Training	Ausgewogenes Training unter Sauerstoffverbrauch
Aging male	Alternder Mann
Anaerobes Trainig	Training mit Aufbau einer Sauerstoffschuld
Androgene	Oberbegriff für männliche Hormone
Andropause	Altersbedingtes Absinken der männlichen Hormone
Angina pectoris	Brustengeschmerz (z. B. bei Arterienverkalkung)
Arteriosklerose	Arterienverkalkung
Benigne Prostatahyperplasie (BPH)	Prostatavergrößerung (gutartig)
Body Mass Index (BMI)	Messeinheit für Übergewicht
Chemotherapie	Medikamente zur Behandlung von Tumoren
Cholesterin	Bestimmtes Blutfett (LDL versus HDL)
Circumcision	Vorhautbeschneidung
Corpus cavernosum	Penisschwellkörper
DHEA	Dehydroepiandrosteron (männliches Hormon)
Diabetes mellitus	Zuckerkrankheit
Dopplersonographie	Gefäßuntersuchung mit Ultraschall
Ejakulation	Samenerguss
Ejakulatio praecox	Vorzeitiger Samenerguss
Endoskopie	Spiegelung (z. B. Darmspiegelung)
EKG	Elektrokardiogramm zur Messung der Herzaktivität
Epidemiologie	Verbreitung und Häufigkeit von Krankheiten
Erektion	Gliedsteife
Erektile Dysfunktion (ED)	Impotenz im Sinne einer mangelnden Gliedsteife
Fertilität	Fruchtbarkeit (Kinderwunsch)
Fraktur	Knochenbruch
Glucose	Blutzucker
Hämoccult-Test	Test auf verborgenes Blut im Stuhl
Harnstau	Abflussstörung von Urin (Niere oder Blase)
Herzinfarkt	Absterben von Herzmuskulatur
Herzfrequenz	Pulsrate des Herzschlages

Hyperthyreose	Schilddrüsenüberfunktion
Hypertonie	Bluthochdruck
Hypotonie	Niedriger Blutdruck
Hypothalamus	Steuerungszentrum im Gehirn für Hormone
Inkontinenz	Unfähigkeit den Urin zu halten
Impotenz	Mangelnde Gliedsteife
IPSS	Fragebogen für Beschwerden beim Wasserlassen
Kanzerogen	Krebsfördernder Stoff (z. B. Nikotin)
Karzinom	Krebserkrankung
Koronare Herzkrankheit (KHK)	Herzkranzgefäßverengung
Masturbation	Selbstbefriedigung
Miktion	Wasserlassen, Urinieren
Organisch	Körperlich
Osteoporose	Mineralverlust der Knochen
Östrogen	Weibliches Sexualhormon
PADAM	Partielles Hormondefizit des Mannes
Pathologisch	Krankhaft
PDE5-Hemmer	Medikamente zur Behandlung von Erektionsstörungen
Phimose	Vorhautverengung
Prävention	Vorbeugung (bevor eine Erkrankung eintritt)
Prostata	Vorsteherdrüse
Prostatakarzinom (PCA)	Prostatakrebs (bösartig)
PSA	Prostata spezifisches Antigen (Vorsorge)
Psyche	Seele
Radikale	Zellschädigende Substanzen
Radikale Prostatektomie	Operative Prostataentfernung bei Prostatakrebs
Restharn	Urin in der Blase nach dem Wasserlassen
Rigidität	Gliedhärte bei Erektion
SKAT	Schwellkörperautoinjektionstherapie bei Impotenz
Sonographie	Ultraschalluntersuchung
Spurenelemente	Stoffe, die Stoffwechselaktivitäten unterstützen
Stickstoffoxid (NO)	Botenstoff im Penis
Testosteron	Männliches Sexualhormon

TSH	Thyroxin Stimulierendes Hormon (Schilddrüse)
TUR-P	Transurethrale Ausschälung der Prostata
Urethra	Harnröhre
Ureter	Harnleiter
Uroflow	Harnstrahlmessung
Urologe	Facharzt für Harntrakt- und Männerkrankheiten
Vorsorge	Jährliche ärztliche Kontrolle, auch ohne Beschwerden
Wellness	Wohlgefühl und Gesundheit
ZNS	Zentrales Nervensystem

12. Wichtige Adressen

Adipositas

Overeaters Anonymous (OA),
Anonyme Esssüchtige
Postfach 10 62 06, 28062 Bremen

Alter

Bund Deutscher Senioren (BDS) e.V.
Genthiner Straße 24-28,
10755 Berlin

Bundesarbeitsgemeinschaft der
Senioren-Organisationen (BAGSO)
Stockerstraße 14, 55113 Bonn
Internet: www.bagso.de

Deutsches Zentrum für Altersfragen
Manfred-von-Richthofen-Straße 2,
12101 Berlin
Internet: www.dza.de

Kuratorium Deutsche Altershilfe
Wilhelmine-Lübke-Stiftung e.V.
An der Pauluskirche 3, 50677 Köln

Entspannung

Arbeitskreis für Autogenes Training
und progressive Relaxation c/o
Berufsverband Deutscher
Psychologen, Heilsbachstraße 22-24,
56123 Bonn

Erektile Dysfunktion

Selbsthilfegruppe Erektile
Dysfunktion (Impotenz)
Postanschrift:
c/o Selbsthilfezentrum München
Bayerstr.77a
80335 München

Arbeitsgemeinschaft Münchener
Gesundheitsinitiativen (AGMG) e.V.
c/o Erika Lorenz
Schneeglöckchenstr. 84A
80995 München

ISG - Informationszentrum für Sexualität und Gesundheit e.V.
Universitätsklinikum Freiburg
Hugstetter Strasse 55
D-79106 Freiburg

Herz-Kreislauf-Erkrankungen

Deutsche Herzhilfe e.V.
Weißhausstraße 21, 50939 Köln

Deutsche Herzhilfe e.V., Bundesgeschäftsstelle
Pestalozzistraße 8a, 80469 München
Internet: www.deutsche-herzhilfe.de

Deutsche Herzstiftung e.V.
Vogtstraße 50,
60822 Frankfurt a.M.
Internet: www.herzstiftung.de

Inkontinenz

Gesellschaft für Inkontinenz (GIH)
Friedrich-Ebert-Straße 124,
64119 Kassel
Internet: www.gih.de

Hilfe für inkontinente Personen e.V.
Postfach 11 13 22,
40531 Düsseldorf

Kinderlosigkeit, ungewollte

Wunschkind e.V., Bundesverband der Selbsthilfegruppen
Fehrbelliner Straße 92,
10119 Berlin

Krebs

Deutsche Krebsgesellschaft
Paul-Ehrlich-Straße 41
60596 Frankfurt/Main
Internet: www.deutsche-krebsgesellschaft.de

Deutsche Krebshilfe
Thomas-Mann-Straße 40,
53111 Bonn
Internet: www.krebshilfe.de

Krebsinformationsdienst (KID) am Deutschen Krebsforschungszentrum Heidelberg
Im Neuenheimer Feld 280,
69120 Heidelberg

Psychosoziale Beratungsstelle für Krebskranke und Angehörige
Albrecht-Achilles-Straße 65,
10709 Berlin

13. Buchtipps und Literaturverzeichnis

Assmann, G. / Culllen, P. / Schulte, H.: Simple scoring scheme for calculating the risk of acute coronary events based on the 10-year follow-up of the prospective cardiovascular Munster (PROCAM) study. Circulation (2002) 105: 310-315

Bundesministerium für Gesundheit: Neue Konzepte der Drogen- und Suchtpolitik. Sachsendruck, 2002

Fischl, F.H. / Huber, J.C. (Hrsg.): Menopause – Andropause. Krause & Pachernegg, Gablitz 2000

Fritzsche, D.: Diabetes. GU-Kompass. GU-Verlag, München 1996

Gerok, W. / Huber, C. / Meinertz, T. / Zeidler, H. (Hrsg.): Innere Medizin. Schattauer, Stuttgart/New York 2000

Hauner, H.: Verbreitung des Diabetes in Deutschland. DMW (1998) 123: 777-782

Hesch, R.D. / Bosch, G.: Absolut Mann. Midena-Verlag, München 2001

Heufelder, A.E. / Bieger, W.: Das Anti-Aging Konzept. GU-Verlag, München 2001

Horn, A. / Vosberg, H. / Wagner, H.: Schilddrüse konkret. Thieme, Stuttgart/New York 1999

Jacobi, G.H.: Praxis der Männergesundheit. Thieme-Verlag, Stuttgart/New York 2003

Jocham, D. / Altwein, J. / Jünemann, K.P. / Schmitz-Dräger, B.J. / Weidner, W. / Wirth, M. (Hrsg.): Aging male – Man(n) wird nicht jünger. Kilian-Verlag, Marburg 2000

Jockenhövel, F.: Männlicher Hypogonadismus – Aktuelle Aspekte der Androgensubstitution. Uni-med, Bremen 1999

Kirby, R.S. / Kirby, M.G. / Farah, R.N.: Men`s health. Isis Medical Media, Oxford 1999

Klotz, T.: Spezifische Gesundheitsprobleme von Männern. In: Hurrelmann, K. / Kolip, P.: Geschlecht, Gesundheit und Krankheit. Verlag Hans Huber, 2002

Klotz, T.: Der frühe Tod des starken Geschlechts. Cuvillier-Verlag, Göttingen 1998

Klotz, T. / Hurrelmann, K.: Adapting the health care system to the needs of the aging male. Journal of the Aging Male (1998) 1: 20-27

Konopka, P.: Krebs, Immunsystem und Ernährung. Klinikum Augsburg, 2001

Porst, H.: Manual der Impotenz. Uni-Med, Bremen 2000

Schiavi, R.C.: Aging and male sexuality. Cambridge University Press, Cambridge 1999

Schmitz-Dräger, B / Höfer, R. / Ebert, T.: Männer-Küche. Köstliche Anti-Aging-Rezepte für IHN. Verlag im Kilian, 2003

Sommer, F.: Aktuelle Therapie-Strategien der erektilen Dysfunktion. Uro News 2003, 1: 28-34

Sommer, F. / Graf, C.: „Sports meets Medicine – Urologie und Sport – Lifestyle, Sexualität, Onkologie und Sport“. Cuvillier-Verlag, Göttingen 2002

Sommer, F. / Engelmann, U.: Hormonsubstitution beim älteren Mann – ein Muss? „Aging Male und Testosteron”. Uro News 2002, 3: 31-34 und 4: 36-38

Sommer, F.: VigorRobic© - Potenter durch gezieltes Fitnesstraining. Meyer & Meyer, Aachen 2000

Zick, R. / Schnitger, F.: Diabetes – nein danke! Kirchheim-Verlag, Mainz 2002

14. Die Autoren

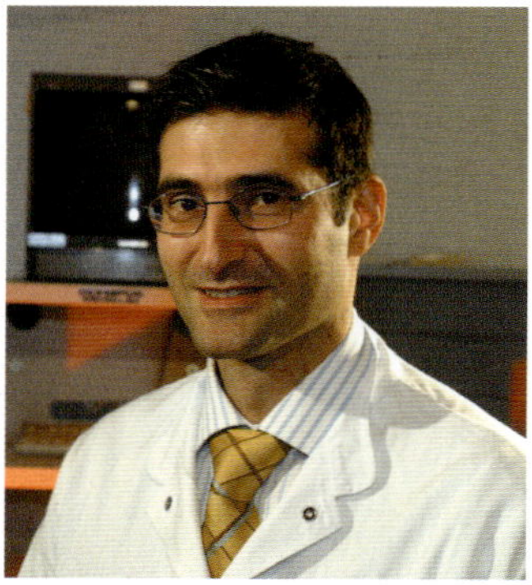

Privatdozent Dr. med. Frank Sommer Urologe und Sportmediziner

wurde 1967 in Aachen geboren. Er absolvierte sowohl seine Schulzeit als auch sein Studium der Medizin in Köln. Danach war er einige Zeit als Arzt in London tätig. Später, an der Universitätsklinik in Köln, befasste er sich in der Lehre und Forschung schwerpunktmäßig mit den männlichen Sexualstörungen. Beim Europäischen Urologenkongress 1996 in Paris erhielt er den ersten Preis für seine Forschungstätigkeiten.
Im Jahre 1997 wurde er Hessischer Fitness-Aerobic-Meister und stellte damit nicht nur sein Fachwissen, sondern auch seine eigene körperliche Fitness unter Beweis.
Seine wissenschaftlichen und klinischen Aktivitäten sind insbesondere auf das Gebiet der Männergesundheit gerichtet. Als Sportmediziner und Urologe hat er zu den Themen Erektionsstörungen, Fertilitätsstörungen, Prostataleiden und der alternde Mann bei mehreren internationalen Veranstaltungen viel beachtete Vorträge gehalten. Für seine wissenschaftlichen Arbeiten zu Vigor-Robic® wurde er mit dem Paul-Mellin-Gedächtnispreis, dem Präventionspreis von Tumor & Health und dem ersten Preis für die beste europäische Präsentation zu Sexual Health in 2002 ausgezeichnet.
Herr Dr. Sommer ist in den Vorstand bzw. Beirat verschiedener wissenschaftlicher Gesellschaften, beispielsweise der Deutschen Gesellschaft für Anti-Aging Medicine, der Arbeitsgemeinschaft „Männergesundheit" bei der Gesellschaft für Sportmedizin und Prävention sowie in den Arbeitskreis „Prävention, Komplementäre und Alternative Medizin" der Deutsche Gesellschaft für Urologie, berufen worden.
Neben zahlreichen Publikationen, Vorträgen und Spezialseminaren zum Themenbereich der Männergesundheit hat Herr Dr. Sommer in vielen renommierten Sendungen wie etwa bei Spiegel TV (RTL), Fit for Fun (Vox), der Wissenschaftssendung Galileo (pro7) und Abenteuer Wissen (ZDF) über seinen Arbeitschwerpunkt berichtet.

Kontaktadresse

Privatdozent Dr. Frank Sommer
Urologe und Sportmediziner
Kompetenzzentrum für Männergesundheit
Postfach 41 10 43
50870 Köln
Tel: 0700-6266468258
= 0700-MANNINTAKT
E-mail: Frank.Sommer@uni-koeln.de
Web: www.maennergesundheit.info

Privatdozent
Dr. med. Theodor Klotz, MPH
Urologe und
Gesundheitswissenschaftler

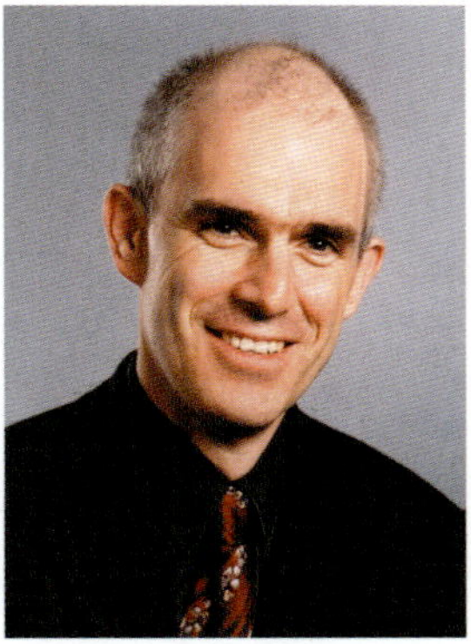

wurde 1962 in München geboren. Er absolvierte sein Medizinstudium an den Universitäten Bochum und Köln. Seine klinische und wissenschaftliche Ausbildung begann er an der Universität zu Köln und setzte sie später in der Schweiz als Oberarzt für Urologie fort. Bis zum Jahr 2001 war er an der Klinik für Urologie der Universität zu Köln als Oberarzt u.a. mit dem Schwerpunkt operative urologische Techniken befasst.
Mit einem Zusatzstudium an der Universität Bielefeld qualifizierte sich Herr Dr. Klotz im Bereich Gesundheitswissenschaften mit den Schwerpunkten geschlechtsspezifische Epidemiologie von Krankheiten und Gesundheitssystemanalyse. Zu Fragen der Verbesserung der Gesundheitsversorgung hat er mehrere fachübergreifende Kongresse veranstaltet.
Seit April 2001 ist er als Chefarzt der Klinik für Urologie und Kinderurologie am Klinikum Weiden tätig.
Er engagiert sich besonders für Fragen zur Männergesundheit mit den Forschungsschwerpunkten Prostatakrebs, Impotenz und männliches Altern.

Herr Dr. Klotz ist Autor von 65 internationalen wissenschaftlichen Publikationen, Herausgeber und Autor von 35 Buchbeiträgen und zahlreichen Vorträgen. Regelmäßig tritt er als Experte zu Fragen der Männergesundheit in verschiedenen Fernsehsendungen auf.

Kontaktadresse

Priv.-Doz. Dr. T. Klotz, MPH
Klinik für Urologie und Kinderurologie
Klinikum Weiden
Söllnerstr. 17
D-92637 Weiden
Tel: 0961-3033302
E-mail: klotz@klinikum-weiden.de

Forum - Männergesundheit

Der frühe Tod des starken Geschlechts

Theodor Klotz

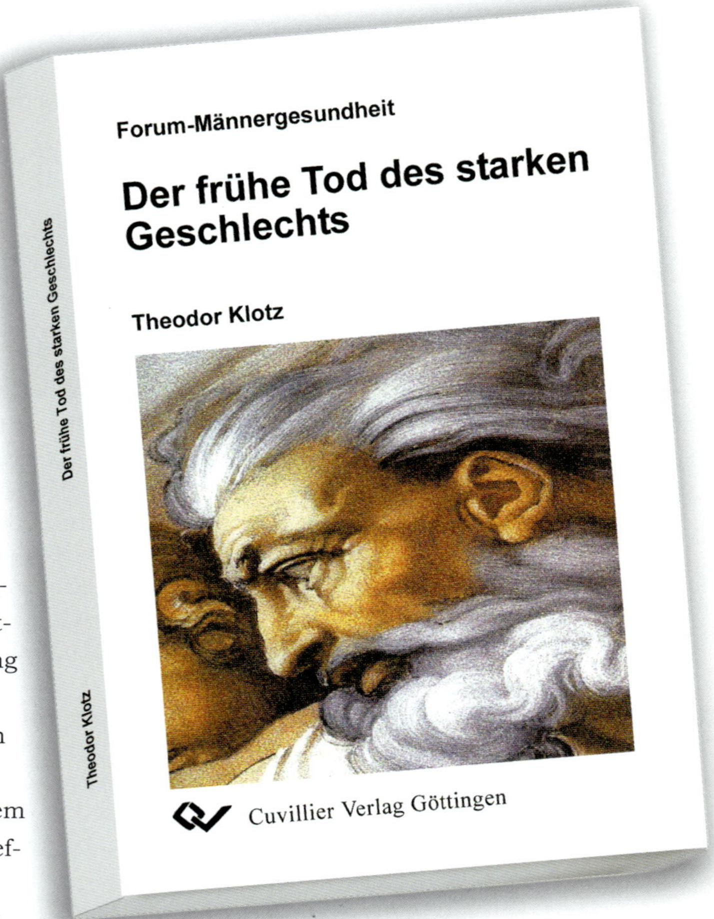

Männer sind - so paradox dies klingt - das schwächere Geschlecht. Dies belegt nicht nur die um beinahe sieben Jahre geringere Lebenserwartung, sondern auch eine deutliche Benachteiligung im Gesundheitszustand in fast allen Lebensphasen. Männer stellen zudem die "freiwilligen" Stiefkinder der Gesundheitsversorgung dar. Das vorliegende Werk versucht, wichtige Ursachen darzustellen und in verständlicher Form die komplexe Thematik aufzuarbeiten.

Durch den interdisziplinären Bezug, der sich als roter Faden durch das Buch zieht, lassen sich neben gesundheitswissenschaftlichen Forschungsansätzen auch Anpassungen der Gesundheitsversorgung formulieren.

Cuvillier Verlag
Göttingen 1998
ISBN 3-89712-288-X
13,00 €

"Sports meets Medicine"

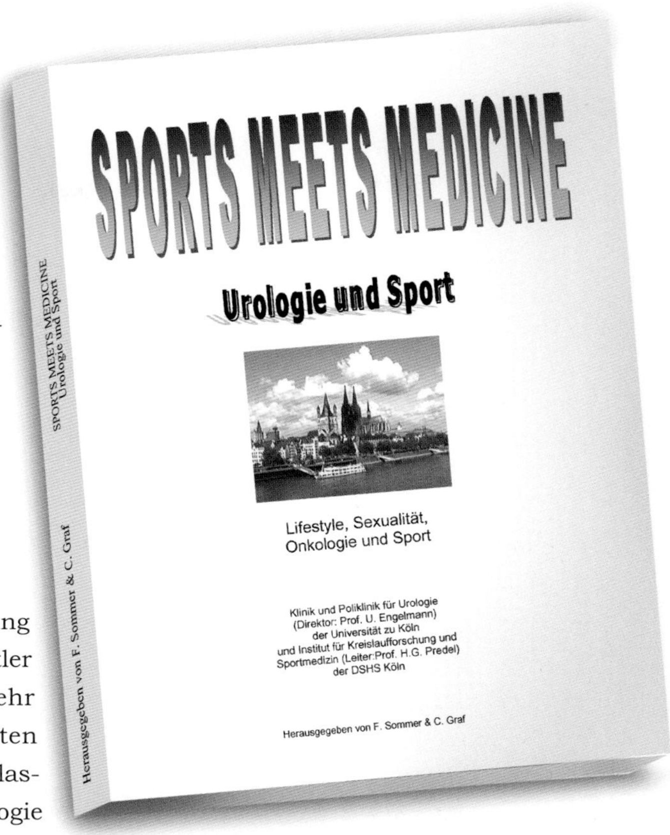

Lifestyle, Sexualität, Onkologie und Sport

Körperliche Aktivität nimmt in unserer Gesellschaft einen zunehmend breiten Raum ein. Das betrifft sowohl den Amateur- als auch den Berufs- und den so genannten Freizeitsport.

Über die ärztliche Beratung und Betreuung der Sportler werden neben der mehr internistisch orientierten Sportmedizin und der klassischen Sporttraumatologie (Bewegungsapparat) auch andere Gebiete der Medizin gefordert.

So gibt es auch immer mehr Berührungspunkte des Sports mit der urologischen Medizin. Der alternde Mann mit seiner hormonellen Situation und Substitution - als ein Schwerpunkt der Urologie - und seinem Wohlbefinden ist in aller Munde.
Zielgerichtete sportliche Übungen haben eine präventive Wirkung auf die männliche Sexualität und den Erhalt eines funktionstüchtigen Beckenbodens. Darüber hinaus spielen immunologische, physische und auch psychische Einflüsse des Sports eine entscheidende Rolle in der Behandlung von Tumorpatienten. Daher werden auch Sportmediziner im Praxisalltag immer häufiger mit urologischen Problemen konfrontiert. Umgekehrt müssen sich Urologen auch solchen sportmedizinischen Fragen widmen.

Cuvillier Verlag
Göttingen 2002
ISBN 3-89873-384-X
32,00 €